FAITH G. HARPER

SCHL[illegible] MIT

AF625906

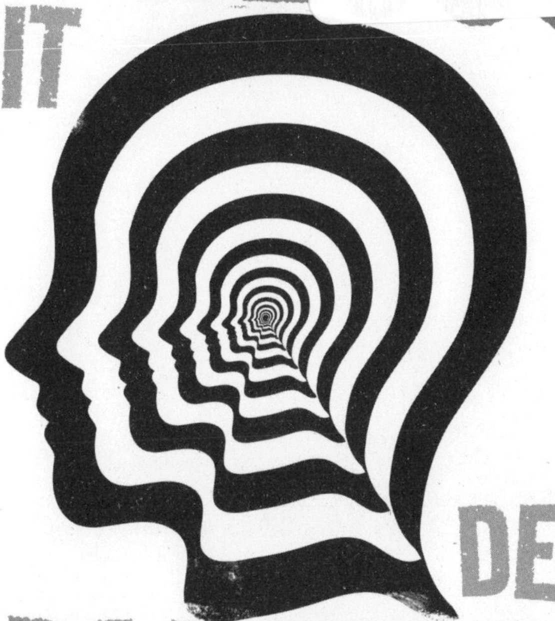

DEM BRAINFUCK

Befreie dich von Angst, Depression, Wut, Trauma und Triggern

Aus dem Englischen von Max Limper

YES

1. Auflage 2023
© 2023 by Yes Publishing – Pascale Breitenstein & Oliver Kuhn GbR
Türkenstraße 89, 80799 München
info@yes-publishing.de
Alle Rechte vorbehalten.

Die amerikanische Originalausgabe erschien 2017 bei Microcosm Publishing unter dem Titel *Unfuck Your Brain. Getting Over Anxiety, Depression, Anger, Freak-Outs, and Triggers with Science.*
© 2017 by Faith Harper. All rights reserved.

Übersetzung: Max Limper
Redaktion: Caroline Kazianka
Umschlaggestaltung: Marija Džafo
Layout und Satz: Müjde Puzziferri, MP Medien, München
Druck: CPI books GmbH, Leck
Printed in the EU

ISBN Print 978-3-96905-260-0
ISBN E-Book (EPUB, Mobi) 978-3-96905-261-7
ISBN E-Book (PDF) 978-3-96905-262-4

INHALT

Einführung

Was bringt unser Gehirn komplett durcheinander? Zählen wir doch einfach mal die Möglichkeiten auf.

Wut, Depression, Angst, Stress, traumatische Erfahrungen, Drogenkonsum, beknackte Verhaltensmuster, dämliche Beziehungsentscheidungen ...

Oder wie es jemand kürzlich zu mir gesagt hat: »Was an einem normalen Tag eben so vorkommt.«

Vieles, was wir als psychische Krankheit bezeichnen, ist in Wirklichkeit ein Fall von durcheinandergeratenen chemischen Vorgängen im Gehirn. Und meistens kommt das von stressigen und traumatischen Ereignissen, mit denen wir im Leben fertigwerden müssen.

Früher wurden die schlechten Gene dafür verantwortlich gemacht, wie Menschen auf Stress und Traumata reagieren. Neuere Untersuchungen zeigen jedoch, dass nur zwei bis fünf Prozent der psychischen Beschwerden, die Menschen zu schaffen machen, auf ein einzelnes fehlerhaftes Gen zurückzuführen sind. Wir wissen also, dass die Ursache unserer Probleme viel eher in unserer Umwelt und unserem Umgang mit ihr liegt.

All diese Beschwerden – Angst, Depression und so weiter – sind Anpassungsstrategien. Wenn du mir auch sonst nichts glauben magst, das solltest du mir unbedingt abnehmen. All diese Gefühle sind normal. Selbstschutz und Überlebenstrieb sind uns fest einprogrammiert und genau diese Ziele verfolgt das Gehirn, wenn es sich total beschissen verhält.

Unser Verhalten ist eine Reaktion auf all den Mist, mit dem wir tagtäglich zu kämpfen haben. Unser Gehirn reagiert nicht nur auf große, lebensverändernde traumatische Ereignisse, sondern auch auf toxische Beziehungen und Interaktionen im Alltag, auf all die Kleinigkeiten, mit denen andere uns triggern, unsere Grenzen verletzen und unser Bedürfnis nach Sicherheit missachten. Es ist eine explosive Mischung aus diesen beiden Mechanismen.

Und DANN wird aus dem Gefühl, im Arsch zu sein, ein Teufelskreis. Wir fühlen uns komisch und verwirrt, weil wir uns komisch und verwirrt fühlen. Wir haben das Gefühl, dass wir schwach sind. Oder kaputt. Oder durch und durch verkorkst. Und das ist das schwierigste Gefühl der Welt. Denn durch und durch verkorkst bedeutet: unreparierbar. Warum also überhaupt eine Reparatur versuchen?

Aber wie wäre es, wenn du verstehen würdest, woher all diese Gedanken und Gefühle kommen? Und wenn du begreifen könntest, wie der ganze Scheiß in deinem Kopf zustande kommt? Wie wäre es, wenn das alles wirklich total nachvollziehbar wäre? Das würde doch bedeuten, dass es vielleicht tatsächlich REPARIERBAR ist.

Das ist echt wichtig. Mit Sicherheit geht es uns besser, wenn wir wissen, warum wir ein bestimmtes Problem haben, anstatt uns nur auf die Symptome zu konzentrieren. Behandeln wir beispielsweise Stress, Angstzustände oder Depressionen, ohne die Ursachen für den Stress, die Angstzustände und die Depressionen zu untersuchen, dann tun wir nicht alles, was wir können, damit es WIRKLICH BESSER wird.

Das ist, wie wenn man einen Ausschlag bekommt (ich weiß, ekliger Vergleich, aber lies trotzdem weiter). Man kann den Ausschlag behandeln und womöglich verschwindet er ja sogar. Aber wenn man nicht herausfindet, worauf man allergisch reagiert hat, bekommt man ziemlich sicher immer wieder Probleme.

Dasselbe gilt für das Gehirn. Wenn man besser versteht, warum man sich so verhält, wie man sich verhält, ist es viel einfacher, etwas zu tun, damit es einem besser geht. Und das Ganze muss nicht superkompliziert erklärt werden, damit es sinnvoll und nützlich ist.

Ich bin Therapeutin. Mit Zulassung und zusätzlichen Zertifizierungen in Sexologie, Lebenscoaching und Ernährung. Außerdem arbeite ich als Supervisorin und unterrichte im ganzen Bundesstaat. Als traumabewusste Therapeutin behandle ich neben allem anderen immer auch das Trauma. Das hat zweierlei zur Folge:

1. Zum einen geht man mir auf Partys gerne aus dem Weg.
2. Zum anderen scheint es meinen Klient:innen oftmals schneller besser zu gehen als den Klient:innen meiner Kolleg:innen, die nicht bewusst Traumaarbeit miteinbeziehen.

Das soll kein Selbstlob sein. All die SCHWIERIGE Arbeit leisten meine Klient:innen, ich bin nur der Coach. Ich halte lediglich jenseits der Ziellinie ein riesiges Schild mit der Aufschrift »Hier entlang!« hoch.

Ich bin wirklich schon sehr lange im Bereich der psychischen Gesundheit tätig, vielleicht denkst du deshalb: *Boah, die ist ja alt.* Aber glaub mir: Die Art, wie wir heute Traumata begreifen und behandeln, ist ziemlich neu. Vor einigen Jahren habe ich für eine Initiative gearbeitet, die in meiner Umgebung erstmals Gruppentherapie zur Traumabewältigung angeboten hat.

In diesen Gruppen habe ich erlebt, dass es vielen besser geht, wenn sie sich auf die Aufarbeitung ihres ganz persönlichen Traumas konzentrieren und nicht auf die Etiketten, die wir ihnen aufkleben (Depression, Angst, Sucht usw.). Seitdem habe ich mich in verschiedenen Spielarten der Traumatherapie weitergebildet und mehrere Einrichtungen und Initiativen dabei unterstützt, ein traumabewusstes Behandlungsmodell einzuführen.

Zurzeit arbeite ich selbstständig mit dem Schwerpunkt Beziehung und Intimität. Und rate mal, was dabei das Problem ist, auf das ich am häufigsten stoße? Verschleppte Traumata. Die tauchen überall auf. Meiner Erfahrung nach sagen Klient:innen, wenn ich ihnen bestimmte Zusammenhänge ganz einfach erkläre: »Ach du Scheiße, das ergibt echt Sinn!« Dieses Buch gibt es nur deshalb, weil bisher noch niemand diesen ganzen Kram gut verständlich und simpel zusammengefasst hat. Und eine einleuchtende Erklärung hilft erfahrungsgemäß Menschen sehr dabei, an sich zu arbeiten, sodass es ihnen bald besser geht.

Das mag vielleicht schlecht fürs Geschäft sein, aber ich glaube nicht, dass jeder Mensch eine Therapie braucht. Ich hoffe, dass jeder von uns irgendeine Art von Selbstfürsorge in seinem Leben unterbringen kann, aber jeder muss auch den Weg finden, der für ihn am sinnvollsten ist. Manche Menschen meditieren, andere treiben Sport, einige haben einen Lifecoach und manche gehen eben zum Therapeuten. Und es gibt welche, die etwas ganz anderes machen. Alles ist gut und richtig.

Denn, hey ... jeder, wie er will. Egal, worum es dabei geht, ich bin davon überzeugt, dass alles besser funktioniert, wenn man die Ursachen verstanden hat. Und eingesehen hat, was man anders machen sollte, was auch immer das im Einzelnen bedeutet.

FÜR WEN IST DIESES BUCH GEDACHT?

Dieses Buch ist für Leute gedacht, die sich ständig »Aber WIESO?« fragen. Für Leute, die als kleine Kinder die Erwachsenen um sich herum genervt haben, weil sie nachfragten, wie die Welt funktioniert, um ihren Platz darin zu verstehen. Denn das Warum ist eine ECHT NOTWENDIGE INFORMATION.

Dieses Buch ist für all diejenigen, die es hassen, von anderen gesagt zu bekommen, was sie tun sollen. Die einfach nur die nötigen Werkzeuge und Informationen haben möchten, um dann selbst das Richtige zu tun. Vielleicht findest du den ganzen Mist allein heraus oder aber mit einer raffinierten Therapeutin, die schlau genug ist, dir keine Vorschriften zu machen. In beiden Fällen hast du verstanden, dass du, wenn es darauf ankommt, dein Leben selbst in die Hand nehmen musst, denn letztlich bist du für alle Konsequenzen verantwortlich.

Dieses Buch ist für all jene gedacht, denen es zum Hals heraushängt, dass sie ständig denken oder zu hören bekommen, sie seien einfach verrückt. Oder dumm. Oder faul. Oder »zu sensibel«. Oder dass sie einfach nur »darüber hinwegkommen« müssten. Die es satthaben, sich schlecht zu fühlen, aber die es noch mehr satthaben, dass andere Leute meinen, sie würden sich gerne schlecht fühlen. Als ob jemand freiwillig leiden möchte. Als ob sich irgendjemand weigern würde, gesund zu werden. Als ob irgendjemand unglücklich sein wollte. Natürlich willst du das nicht. Aber du steckst fest und du weißt nicht, warum.

In diesem Buch gehen wir also der Frage nach, warum du unglücklich bist, damit du etwas dagegen tun kannst.

WAS PASSIERT IN DIESEM BUCH?

Na gut. Du denkst jetzt: *Das ist ja alles schön und gut, Frau Seelendoktor. Aber wie soll dieses Buch mir helfen? Was macht es besonders und anders als die Milliarden anderen Selbsthilfebücher, die bereits in meinem Bücherregal stehen? Da bin ich doch verdammt skeptisch.*

Stimmt. Das solltest du auch sein. Mein Bücherregal ist genauso vollgestopft. Ich habe wahrscheinlich fast alles gelesen, was du gelesen hast.

Aber dieses Buch ist anders, echt wahr.

Wieso? Erst einmal: Ich knalle dich mit Wissen zu. Keinem schwierigen, trockenen, langweiligen Wissen, sondern Wissen der Sorte »Heilige Scheiße, das ergibt Sinn, warum hat mir das noch nie jemand so erklärt?«. Meiner Erfahrung nach braucht man nämlich KEINE zwölf Jahre Studium und 200 000 Euro Schulden, um das alles zu verstehen. Ich kann dir in der Regel in fünf bis zehn Minuten (oder der gleichen Anzahl von Seiten, je nachdem) erklären, was du über die Vorgänge in deinem Gehirn wissen musst.

Zweitens: Ich werde dir nicht diesen ganzen hirnwissenschaftlichen Scheiß auftischen, dann sagen: »Ja, das ist echt mies. Ist bestimmt doof, du zu sein« und dich damit alleinlassen. Stattdessen gebe ich dir eine Menge Verbesserungsratschläge, die tatsächlich gut umzusetzen und machbar sind.

Für so eine Selbstfindungsreise wie in dem Buch *Eat, Pray, Love* haben nicht alle Leute Zeit (und ich bin auch gar nicht neidisch oder so). Die meisten von uns müssen jeden Tag aufstehen, mit dem echten Leben fertigwerden und währenddessen irgendwie herauskriegen, wie das mit dem »besser gehen« hinhauen könnte. Denn Besserung bedeutet ja nicht, dass du nicht weiterhin deine eigene Wäsche waschen musst. Du musst alles selbst machen und das kriegen wir hin wie echte Superstars. Denn weißt du was? Die Situation ist nicht hoffnungslos. DU bist nicht hoffnungslos. BESSERUNG kann gelingen. Wenn du Klient:in in meiner Praxis wärst, würden wir diese Dämonen gemeinsam zu Boden ringen. Die nächstbeste Lösung ist dieses Buch. Und es funktioniert.

Drittens: Ich gehe ganz verschiedene Behandlungsmöglichkeiten durch. Ich habe kein Problem mit Medikamenten und von der Kasse bezahlten Behandlungen, ABER: Ich finde, sie sind nur ein Teil von vielen Möglichkeiten. Ganzheitliche Gesundheitsfürsorge bedeutet, den ganzen Menschen zu sehen. Und wir brauchen einen Behandlungsplan, der individuell funktioniert. Für mich zum Beispiel besteht die beste Strategie darin, mich gesund zu ernähren, ab und zu Sport zu treiben, pflanzliche Nahrungsergänzungsmittel einzunehmen und mich an ein Wellnessprogramm aus Akupunktur, Meditation, Massage und Pediküre zu halten. Und wer meine Überzeugung, dass Pediküre einen therapeutischen Nutzen hat, infrage stellt, wird von mir bis aufs Blut bekämpft. Bei meinem Sohn sind die Mittel der Wahl Fußball, Krafttraining, Erdungsübungen, Meditation, eine stark strukturierte Lernumgebung, Neurofeedback und eine Kombination aus Nahrungsergänzungsmitteln und westlichen Medikamenten. Pediküre steht merkwürdigerweise nicht auf seiner Liste, die Bedürfnisse sind eben doch verschieden. Ich werde dir also eine Reihe von Möglichkeiten vorstellen, von denen du vielleicht noch nie gehört hast, um dir zu helfen, deinen eigenen Angriffsplan zu erstellen.

Im Buch verteilt findest du kleine Übungen, die dich dabei unterstützen sollen, das Erarbeitete zu bewältigen. Das sind keine dummen Hausaufgaben und du musst auch keine Abschlussprüfung ablegen. Aber es ist wichtig, dass du es schaffst, all das zu verarbeiten, was bei dir möglicherweise hochkommt. Schließlich möchte ich nicht, dass du wegen meines Buchs mit heraushängenden Eingeweiden herumläufst, weil es dich völlig umgekrempelt hat. Nimm es nicht in die Hand, wenn du es nicht brauchst. Aber wenn du es brauchst, ist es für dich da.

TU WAS: EINE ART FIEBERMESSEN

Wie oft im Leben durftest du wirklich fühlen, was du fühlst? Verdammt selten bis gar nicht, wette ich.

In diesem Buch geht es darum, die ganze Scheiße zu verarbeiten, die uns daran hindert, das Leben zu führen, das wir uns wünschen, und das Gefühl von Erfüllung und Frieden zu spüren, nach dem wir uns sehnen. Die Art von Scheiße, die wir Trauma nennen. Das Buch ist auch für Menschen mit enormen Stressreaktionen, Ängsten, Trauer, Wut, Depression und/oder Suchtverhalten gedacht – lauter Bewältigungsstrategien, die wir entwickeln, um ohne ständige Selbstmordgedanken durchs Leben zu kommen.

Und das macht das Lesen anstrengend. Der eine oder andere Absatz boxt dir womöglich mit Wucht in den Bauch, weil er eine grundlegende Wahrheit über dein Leben und deine Erfahrungen trifft. Und dein Hirn wird sich über diese Gefühle nicht gerade freuen. Dein Hirn sagt dann vielleicht: »Scheiß auf den Quatsch und schmeiß das Buch weg.«

Denn im Allgemeinen bekommen wir beigebracht, dass wir keine negativen Gefühle hochkommen lassen sollen. Sie sind schlecht und müssen vermieden werden. Wir werden später noch darauf eingehen, warum das völliger Schwachsinn ist.

Aber in der Zwischenzeit kann es wirklich hilfreich sein, sich mit den eigenen Gefühlen auseinanderzusetzen. Bei sich selbst Fieber zu messen sozusagen. Und einen Aktionsplan für den Fall zu haben, dass das Fieber zu hoch ist. Später

in diesem Buch lernst du weitere Übungen kennen. Aber lass uns zunächst mit der einfachsten beginnen.
Schließ jetzt die Augen und spür in dich hinein:

- Was geht in deinem Körper vor?
- Was denkst du? (Es sind vielleicht keine echten Gedanken, sondern vorbeihuschende Erinnerungsfetzen.)
- Was fühlst du als Reaktion darauf? Benenne diese Gefühle. Bewerte die Schwere dieser Gefühle.
- Was spürst du dabei tatsächlich im Körper?

Außerdem: Womit beschäftigst du dich in deinem Alltag, das dir entweder hilft oder die Lage noch verschlimmert?

Diese Übung mag für dich vielleicht schwierig sein. Denn viele Menschen haben keinen blassen Schimmer davon, wie sie sich eigentlich fühlen. Und das ist in Ordnung. Dir wurde beigebracht, Gefühle wegzuschieben. Dir wurde gesagt, dass das, was du fühlst, falsch ist. Dass du es nicht fühlen darfst.

Wenn du also nicht weißt, was du fühlst ... dann nimm das so hin. Führst du diese Übung immer wieder durch, wirst du feststellen, dass du wieder mit deinen Gefühlen in Kontakt kommst. Unklarheit in Bezug auf deine Gefühle bedeutet NICHT, dass du im Psychotest durchgefallen bist. Es ist nur eine weitere wichtige Information darüber, wie es dir gerade geht.

Sinn und Zweck dieser Übung ist, dir die Macht über das zurückzugeben, was in dir vorgeht.

Du hast die Erlaubnis zu fühlen, was du fühlst.

Wenn du lernst, dich wieder mit der Wirklichkeit deiner Erfahrung zu verbinden, verschaffst du dir die nötigen Mittel, um voranzukommen. Denn das hast du verdient. Wir sollten die Vergangenheit respektieren, uns an sie erinnern und Lehren aus ihr ziehen. Aber wir müssen nicht weiter darin leben. Das alte Haus ist baufällig, mit Schadstoffen belastet und viel zu klein, um dir Schutz zu bieten. Es hilft dir in deinem gegenwärtigen Erleben nicht und es passt überhaupt nicht zu deinen Zielen für die Zukunft.

1. TEIL
TRAUMA IM KOPF

1

WIE UNSER GEHIRN DURCHEINANDERGERÄT

Kurze Antwort? Trauma.

In diesem Buch geht es hauptsächlich um *Traumata*. Und um unsere Reaktion darauf, um den Mist im Leben und die Blödheit der anderen – um all den Kram, der uns daran hindert, so richtig abzuräumen im Leben. Es geht um die Bewältigungsstrategien, die wir entwickeln, um mit dem ganzen Scheiß umzugehen, den Leute in weißen Kitteln Angst, Depression, Sucht, Aggression usw. nennen.

Diese Strategien sind im Wesentlichen Teil des komplizierten Verfahrens, mit dem dein Gehirn auf Schieflagen im Leben reagiert. Dein Hirn versucht wirklich nur, seine Aufgabe zu erfüllen, indem es dich so gut wie möglich beschützt. Aber statt dich tatsächlich zu beschützen, ist das Gehirn oft ein nicht gerade besonders hilfreiches Arschloch. Es ist wie ein Freund, der jedem, der dich ärgert, Prügel androht. Das ist zwar nett von ihm gemeint, aber auf lange Sicht nicht hilfreich.

In diesem Buch geht es auch um die **grundsätzliche** *Beschissenheit des Lebens und die Blödheit der Mitmenschen*. Also um den Shit, der vielleicht nicht per se traumatisch ist, die Sache aber auch nicht einfacher macht. Um den Umgang mit bestimmten Dingen, die nicht wirklich traumatisch sind ... aber auch ganz sicher nicht süß und watteweich daherkommen. Wie bei echten Traumata sind die Bewältigungsstrategien, die wir für SOLCHE Situationen entwickeln, mit der Zeit immer weniger nützlich und geradezu anstrengend.

Die gute Nachricht ist: Egal, wie lange du schon in diesem Treibsand feststeckst, du KANNST deine Reaktion umprogrammieren und den Brainfuck beseitigen.

WARUM IST IN MEINEM HIRN SO EIN KUDDELMUDDEL?

Wir neigen dazu, die seelische Gesundheit von der körperlichen zu trennen. Als ob sich nicht beide gegenseitig in einer ständigen blöden Rückkopplungsschleife beeinflussen würden.

Was wir über das Gehirn an sich wissen, fällt im Allgemeinen unter die Kategorie »körperliche Gesundheit«. Gedanken, Gefühle und Verhaltensweisen fallen in die Kategorie »seelische Gesundheit«.

Wo also sind dieses Denken und Fühlen in unserem Körper angesiedelt? Unsere Psyche scheint ein Heliumballon zu sein, der ständig über unserem Kopf schwebt. Wir halten sie vielleicht an der Schnur fest, aber sie ist nicht wirklich ein Teil von uns (obwohl wir für alle ihre Entscheidungen verantwortlich gemacht werden).

Dieses Bild einer körperlosen Psyche ist nicht hilfreich. Es ergibt nicht den geringsten Sinn.

Was wir tatsächlich über das Gehirn wissen, ist Folgendes: Es gibt eine Verbindung zu unserem Darm. Dort leben einzigartige Mikroorganismen, die so eng mit unserem Gehirn kommunizieren (über die Darm-Hirn-Achse ... die gibt es wirklich), dass man sie als zweites Gehirn bezeichnen kann. Eines, das eine große Rolle bei der Steuerung unserer Emotionen spielt. Hast du schon mal was aus dem Bauch heraus entschieden? Jup, das war tatsächlich dein Bauch.

Unsere Psyche ist also nicht etwas, das kaum mit uns verbunden ist und uns ständig in Schwierigkeiten bringt. In Wirklichkeit liegt sie mittendrin im Körper und fungiert als Kontrollzentrum, das tonnenweise Informationen aufnimmt und Entscheidungen trifft, bevor wir uns überhaupt bewusst sind, dass eine Entscheidung getroffen werden muss.

VON HIER kommen unsere Gedanken, Gefühle und Verhaltensweisen. Sie sind tief in unserem physischen Körper verwurzelt, in der Art und Weise, wie unser Gehirn, basierend auf vergangenen Erfahrungen und aktuellen Informationen, die Welt um uns herum wahrnimmt. Es wäre also die Untertreibung des Jahrzehnts, zu behaupten, dass es ein RIESENDING ist zu verstehen, was in deinem Gehirn vor sich geht und wie das Ganze funktioniert. Wenn wir das erst mal durchschaut haben und die Funktionsweise des Gehirns und unsere früheren Erfahrungen berücksichtigen, kapieren wir, dass die Art und Weise, wie wir mit der Welt um uns herum interagieren, eine völlig normale Reaktion ist. Läuft alles gut und die Landung klappt einwandfrei, bemerken wir keine Probleme. Doch wenn die Landung eher unsanft ist? Funktioniert die Steuerung im Gehirn nicht richtig, dann erleben wir die Auswirkungen:

- Wir flippen aus.
- Wir gehen wichtigen Angelegenheiten aus dem Weg, um die wir uns eigentlich kümmern müssten.

- Wir fühlen uns die ganze Zeit mies und verhalten uns Menschen gegenüber, die uns wichtig sind, wie ein Arschloch.
- Wir stopfen uns Scheiß in den Körper, von dem wir wissen, dass er nicht gut für uns ist.
- Wir tun Dinge, von denen wir wissen, dass sie dumm, sinnlos oder zerstörerisch sind.

Nichts davon ist hilfreich. Aber alles ergibt Sinn.

Auf deinem Lebensweg passieren unangenehme Dinge. Das Gehirn speichert Informationen darüber, um sie in Zukunft zu vermeiden. Dein Gehirn hat sich an die Umstände in deinem Leben angepasst und ergreift bestimmte Maßnahmen, um dich zu schützen. Zum Glück, denn manchmal sind diese Reaktionen echt hilfreich. Manchmal erzeugen sie aber ein größeres Problem als das, um das es eigentlich geht. Dein Gehirn WILL dich nicht verarschen (auch wenn es das manchmal durchaus tut).

Was ist, wenn du nicht an einem bestimmten Trauma zu knabbern hast? Anpassungs- und Bewältigungsstrategien, schlechte Gewohnheiten und schräge Verhaltensweisen lassen sich alle ähnlich erklären. Und Forschungen haben ergeben, dass solche Probleme leichter zu therapieren sind, wenn wir darauf schauen, was wirklich los ist, und nicht nur auf die Symptome.

Das Hilfreichste, was ich als Therapeutin tun kann, ist meiner Erfahrung nach zu erklären, was im Gehirn vor sich geht, und mit der therapeutischen Arbeit zu versuchen, die Reaktionen auf bestimmte Situationen zu verändern.

Die Strategien, an denen wir in der Therapie arbeiten (und die Strategien und Fähigkeiten, auf die die Menschen von selbst kommen), sollen das Gehirn wieder dazu bringen, Informationen zu verarbeiten, ohne irgendeine verrückte Überreaktion auszulösen. Solche Überreaktionen sind die Mittel, mit denen sich unser Gehirn anpasst und uns schützt, wenn es eine Situation als Bedrohung wahrnimmt. Durch Überreaktionen bereitet es uns darauf vor, alles zu tun, was wir tun müssen, um am Leben zu bleiben. Achtung, Kampfhirn AKTIVIEREN! Selbst wenn der »Feind« nur ein Typ ist, der neben dir im Buchladen steht und keine Ahnung hat, dass er dich gerade getriggert hat.

Wenn wir die Kontrolle wiedererlangen, können wir auf solche scheinbaren Bedrohungen weitgehend entspannt und rational reagieren.

Lass mich nun genauer erklären, was ich damit meine.

HIRNKUNDE FÜR ANFÄNGER

Wenn irgendein Abschnitt dieses Buches kompliziert ist, dann ist es dieser hier. Denn ein Gehirn ist nun mal verdammt kompliziert. Aber dieser Abschnitt wird nur so kompliziert wie nötig, um zu erklären, was du wissen musst. Also bleib dran, wir schaffen das.

Der präfrontale Cortex (nennen wir ihn PFC) ist im Wesentlichen der vordere Teil deines Gehirns. Er ist die Ecke, die für die exekutiven Funktionen zuständig ist, also unter anderem für Problemlösung, zielorientiertes Verhalten und die Steuerung sozialer Interaktionen im Rahmen dessen, was »sich gehört«. Im Grunde genommen bedeutet *exekutive Funktion* einfach: denken.

Das findet sozusagen direkt hinter der Stirn statt. Diese Region ist der evolutionär jüngste Teil des Gehirns. Er unterscheidet uns am meisten von anderen Spezies. Es ist der Teil des Gehirns, der die Aufgabe hat, Informationen aus der Außenwelt zu empfangen und unsere Gedanken und Handlungen entsprechend zu steuern.

Der präfrontale Cortex ist auch der Teil, dessen Entwicklung bei Heranwachsenden am längsten braucht. Er ist erst mit Mitte 20 voll funktionsfähig. Das heißt aber nicht, dass er bei Kindern, Jugendlichen und jungen Erwachsenen nicht vorhanden wäre. Und es bedeutet ganz sicher nicht, dass man einen Freifahrtschein für Unfug hat, wenn man jünger ist. Aber es bedeutet, dass unsere gesamte Gehirnverdrahtung neue Kommunikationswege und komplexere Kommunikationsnetze einrichtet, wenn wir älter und weiser werden. Wenn alles gut geht, funktioniert der PFC immer besser – ein eindeutiger Vorteil des Alterns.

Achtung, nicht vergessen, ich habe gesagt: »Wenn alles gut geht.«

Der präfrontale Cortex ist also der Teil, der theoretisch das Sagen hat. Und er ist verständlicherweise stark mit dem Rest des Gehirns verbunden. Der ventrale Teil des PFC (sozusagen die Rückseite, also quasi der PFC-Po) ist mit einem ganz anderen Bereich des Gehirns verbunden, nämlich mit dem Teil, der die Emotionen speichert (mehr zu diesem Mistkerl gleich). Außerdem erhält der gesamte PFC Rückmeldungen von den Erregungssystemen des Hirnstamms (keine Sorge, auch dazu später mehr).

Alles, was von diesen anderen Ecken des Gehirns an den PFC gesendet wird, wirkt sich also auf das gesamte Denken aus. Es gibt eine Region des PFC, den sogenannten vorderen Gyrus cinguli (VGC). Diese Region hat die Aufgabe, den Dialog zwischen dem PFC (dem Denkhirn) und dem limbischen System (dem Fühlhirn) zu moderieren. Der VGC vermittelt im Gehirn zwischen dem, was wir wissen, und dem, was wir fühlen – und macht dann Vorschläge, wie wir mit dem ganzen Schlamassel umgehen sollen.

Und in diesem Bereich ist die neuronale Verdrahtung komplett SONDERBAR. Die Gehirnzellen heißen dort *Spindelneuronen.* Sie sind nicht kurz und buschig wie überall sonst, sondern langbeinig wie Supermodels. Außerdem haben diese Vollidioten echt was drauf. Signale senden sie viel schneller als der Rest der Neuronen. Deswegen sind emotionale Reaktionen immer superschnell am Start.

Wozu gibt es sie und warum dort? Nur Menschen und Menschenaffen haben Spindelneuronen. Viele Wissenschaftler glauben, dass sie ein Ergebnis unserer Evolution zu höherer Denkfähigkeit sind.

Um mehr denken zu können, müssen wir mehr fühlen. Und dann bei der Entscheidungsfindung beides berücksichtigen. Emotionen sind für unser Überleben genauso wichtig wie Gedanken. Und jetzt erkennst du bestimmt schon, worauf ich hinauswill.

AMYGDALA, DAS ARSCHLOCH

Dieser Teil des Gehirns, den ich erwähnt habe, der mit dem PFC-Po Tango tanzt, das ist das limbische System. Dieser Teil versteckt sich ein wenig in den Falten des Gehirns, hinter dem PFC. Während der PFC für das Denken zuständig ist, übernimmt das limbische System den emotionalen Teil. Und ein großer Bereich dieser Emotionen hat damit zu tun, wie wir Erinnerungen speichern.

Zwei wichtige Bestandteile des limbischen Systems sind die Amygdala und der Hippocampus. Das meiste, was wir heute über die Wirkung von Traumata auf das Gehirn wissen, haben Forschungen an der Amygdala ergeben. Aufgabe der Amygdala ist es, Erinnerungen mit Emotionen zu verbinden. So weit, so gut. Aber genau genommen speichert die Amygdala nur eine bestimmte Art von Erinnerungen, nicht alle. Der Amygdala ist es scheißegal, wo du deine Autoschlüssel hingelegt hast. Sie hat die Aufgabe, das episodisch-autobiografische Gedächtnis (EAG) zu verwalten. Im Wesentlichen handelt es sich dabei um das abgespeicherte Wissen über Ereignisse. Zeiten, Orte, Personen. Nicht das Puddingrezept deiner Großtante. Deine Geschichten über die Welt und wie sie funktioniert. *Die Scheiße, die dir passiert.*

Warum zum Teufel ist das so wichtig? Episodische Erinnerungen werden im Hippocampus als unsere eigenen Geschichten gespeichert, als unsere eigene Interpretation von Ereignissen, verbunden mit unseren emotionalen Reaktionen. Es sind Erinnerungen, die mit ernsthaften emotionalen Reaktionen verknüpft sind. Wenn in deinem Leben etwas passiert ist, das für dich wirklich bedeutsam war, bleiben die mit dieser Erinnerung verbundenen Emotionen haften wie Katzenhaare am Lieblingspulli. Erlebst du also in der Zukunft eine emotionale Reaktion, zieht die Amygdala sofort diese EAG-Akte aus dem Schrank, um zu entscheiden, wie du handeln sollst.

Was in einem Zusammenhang passiert, wird verknüpft.

Nehmen wir an, du bekommst Blumen geschenkt. Blumen sind doch toll, oder? Selbstverständlich ... Wenn deine Erinnerung an die Gabe von Blumen in der Vergangenheit positiv ist. Vielleicht hat dir dein Partner einmal Blumen geschenkt und dann einen Heiratsantrag gemacht. Wenn du also in der Zukunft Blumen bekommst, Blumen siehst, an einem Blumenlieferwagen vorbeifährst ... schöne Gefühle.

Aber nehmen wir an, du hast Blumen bekommen, als ein geliebter Mensch gestorben ist, und zwar ganz plötzlich und schrecklich. Irgendein lieber Mensch wusste, dass du trauerst, und hat dir Blumen geschickt. In Zukunft wird dir schon beim Geruch von Blumen übel.

Die Amygdala hat die Erinnerung an die Blumen in eine regelrechte Gedächtnisstütze für bestimmte Gefühle verwandelt. So wie die Eselsbrücke »Eine alte dumme Gans hat Eier«, mit der man sich die Gitarrensaiten merkt, oder »Nie ohne Seife waschen« für die Himmelsrichtungen. Diesen Scheiß kriege ich seit der Grundschule nicht mehr aus dem Kopf.

Die Amygdala sorgt dafür, dass man wirklich Wichtiges nicht vergisst. Sich an Wichtiges zu erinnern, ist ja auch großartig. Niemand meckert über schöne Erinnerungen. Aber ständige Erinnerungen an wichtige Dinge, die auch schlecht waren, können krass nerven.

Sie nerven deshalb, weil die Amygdala da keine großen Unterscheidungen macht, vor allem wenn sie versucht, dich zu schützen. Für sie sind Blumen dann immer gleich Tod, Punkt. Und so gehst du an einem Frühlingstag die Straße entlang und riechst den Duft der blühenden Blumen in Nachbars Garten. Plötzlich fühlst du dich, als wärst du verrückt, denn während dein Körper noch vor Nachbars Garten steht, ist dein Hirn schon wieder beim Begräbnis deines Lieblingsmenschen.

DER HIRNSTAMM: KÄMPFE! FLIEHE! ERSTARRE!

Und das bringt uns zum Schluss unserer Tour durchs Gehirn, in dem wir über einen letzten Teil des Gehirns sprechen: den Hirnstamm. Der Hirnstamm ist der unterste Teil des Gehirns (einleuchtend, oder?). Er ist der Teil des Gehirns, der sich evolutionär als Erster entwickelt hat und mit dem Rückgrat verbunden ist. Du hast bestimmt schon mal gesehen, dass das Gehirn aussieht wie ein Haufen zerkochter Nudeln, oder? Dieser Teil des Gehirns löst sich aus dem Nudelgewirr heraus, glättet sich ein wenig und geht ins Rückenmark über.

Der Hirnstamm ist unser Überlebenswerkzeug. Während die Herz- und Atemmuskeln den ganzen Tag Grundfunktionen wie das Ein- und Ausatmen und den Herzschlag regeln, steuert der Hirnstamm die Geschwindigkeit und Intensität davon. Beispielsweise fährt alles bei einer Panikattacke hoch. Denn SCHEISSE, WIR KÖNNEN STERBEN. Du weißt schon, wichtiges Zeug.

Wach bleiben, bei Bewusstsein sein, die Umgebung wahrnehmen? Aufgaben des Hirnstamms.

Wenn der Hirnstamm also »AU, AU, AU, VERDAMMT« oder »TATÜTATA« schreit, flutet er den präfrontalen Cortex mit einer Reihe von chemischen Stoffen, die die Funktionsweise des PFC verändern.

Der Hirnstamm mag nicht die hellste Kerze auf der Torte sein, aber er ist für eine ganze Menge zuständig. Wittert der Hirnstamm Gefahr, sieht der präfrontale Cortex die Handlungsmöglichkeiten kämpfen, fliehen oder erstarren.

Kämpfen heißt: VERHAU DIE ANDEREN, BEVOR SIE DICH VERDRESCHEN.

Fliehen bedeutet: SOFORT WEG HIER, DIESER ORT IST VERDAMMT UNSICHER.

Und erstarren heißt: WENN DU HÄSCHEN SPIELST UND ÜBERHAUPT NICHT REAGIERST, GEHT VIELLEICHT ALLES SCHLIMME VORBEI.

Versteht mich nicht falsch, alle drei Mechanismen sind überlebenswichtig, wenn uns Gefahr droht. Sie sind wahnsinnig wichtig für unser Überleben. Dieser ganze Prozess ist unser Notfallplan, mit Warnlampe und Signalhorn.

Der präfrontale Cortex nimmt irgendwelche Informationen von außen auf. Die Amygdala sagt: »ICH ERINNERE MICH DARAN! DAS LETZTE MAL, ALS SO WAS PASSIERT IST, HAT ES WEHGETAN! WEHTUN IST SCHLECHT!« Und der Hirnstamm meint dann zum präfrontalen Cortex: »HAU VERDAMMT NOCH MAL AB! WIR MÖGEN ES NICHT, WENN MAN UNS WEHTUT!«

Also sagen wir: »Tschüssi, bedrohliche Situation, ich muss los!« Oder wir wehren uns. Oder wir erstarren und stellen uns tot und hoffen, dass die Situation vorbeigeht. Allerdings können sich alle möglichen Dinge bedrohlich anfühlen: eine Abschlussprüfung oder ein beschissener Abgabetermin bei der Arbeit. Aber die sind natürlich nicht vergleichbar mit »HEILIGE SCHEISSE, ICH WERDE DINOFUTTER«. Nur dass das Gehirn leider seinen evolutionären Zweck erfüllt, nämlich zu verhindern, dass wir Dinofutter werden. Es ist NICHT dazu gebaut, mit dem Scheißstau und mit den Leuten fertigzuwerden, die einem im Supermarkt ihren Einkaufswagen in die Hacken rammen (obwohl einiges dafürspricht, dass sie größere Arschgeigen sind als ein hungriger Dinosaurier).

DAS GEHIRN ALS GESCHICHTENERZÄHLER

Der Mensch ist ein Geschichtenerzähler, das leuchtet bis zu einem gewissen Grad ein, finde ich – aber nur bis zu einem gewissen Grad. Denn dass dies eine echte evolutionäre Funktion ist, wird oft übersehen. Das liegt zum Teil daran, dass es sich bei der Erkenntnis um ziemlich neue Forschungsergebnisse handelt, und auch daran, dass es irgendwie komisch ist, wenn man darüber nachdenkt.

Wir erzählen also Geschichten nicht nur, weil wir es gerne tun, sondern weil wir es MÜSSEN. Es ist ein biologischer menschlicher Trieb. Es ist so tief in uns einprogrammiert, Geschichten zu erzählen, dass wir es sogar im Schlaf tun. Deshalb träumen wir. Das Hirn hat einen Standardmodus. Im Grunde hat alles einen Standardmodus, oder? Eine Art Ruhezustand. Ein ausgeschalteter Lichtschalter befindet sich im Standardmodus. Wenn man das Licht einschaltet, wird es aktiviert.

Wird das Gehirn aktiviert ist, konzentriert es sich auf irgendeinen Input von außen. Ein Problem, das gelöst werden muss, eine Person, um die man sich kümmern muss, etwas, das erledigt werden muss und das konzentrierte, bewusste Aufmerksamkeit erfordert. Die restliche Zeit befindet sich das Gehirn im Standardmodus. Es ist wach und aufmerksam, aber größtenteils ruht es.

Forschern ist es gelungen, das Gehirn im Standardmodus zu untersuchen – und hier wird es wirklich interessant. Das Hirn im Standardmodus ist das Hirn, das Geschichten erzählt.

Ist unser Gehirn im ruhigen Standardmodus, erzählen wir Geschichten. Das kennst du bestimmt. Du fährst nach Hause. Du musst dich um nichts kümmern, du kennst die Strecke so gut, dass sie deine Aufmerksamkeit nicht wirklich fesselt. Achtung, Erzählmodus AKTIVIEREN! Du erzählst dir eine Geschichte darüber, was du gleich zum Abendessen kochen oder im Fernsehen anschauen wirst oder welche Besorgung du noch machen musst. Solche »Selbstgespräche« sind keine strukturierten Listen mit einzelnen Punkten. Nein, dein Plan ist wie eine Geschichte.

Ein Gehirn, das Geschichten erzählt, ist meist eine verdammt gute Sache.

- Geschichten sind oft Proben für bevorstehende Ereignisse und daher echt nützlich, wenn wir eine neue Fähigkeit erproben wollen.
- Geschichten lassen uns größere Informationsblöcke speichern, als es uns sonst möglich wäre. Der PFC ist darauf ausgelegt, etwa sieben Informationen gleichzeitig zu speichern (plus/minus zwei). Wenn wir versuchen, mehr als sieben Infos zu behalten, fallen nach und nach einzelne Punkte von der Liste. Geschichten helfen uns jedoch, viel mehr Informationen zu speichern, weil sie Möglichkeiten schaffen, viel mehr im Kopf zu behalten, als wir es ohne sie könnten.
- Geschichten sind unser wichtigstes Mittel zur Kommunikation mit anderen. Nach Ansicht des Forschers Lewis Mehl-Madrona (MD, PhD) sind sie neuronale Bahnen im kollektiven kulturellen Gehirn. Es geht nicht nur darum, wie wir Informationen in uns aufnehmen, sondern auch darum, wie wir sie nach außen weitergeben.

Aber das erzählende Gehirn kann auch zu einem echten Problem werden. Denn wir erzählen uns bestimmte Geschichten über uns selbst und die Welt um uns herum (und glauben sie). Unser Gehirn ist so eingerichtet, dass es sich nach Gewissheit sehnt. Wir WOLLEN irgendwelche Muster in zufälligen Ereignissen erkennen, damit wir bessere Entscheidungen über die Welt treffen und darin Schutz finden können. Gehirne sind echt dämliche Vollpfosten, die sich immer eine Geschichte darüber zurechtlegen, was in der Welt real und wahr ist.

Das kennst du bestimmt, oder? Leute sind fest entschlossen, bei ihrer Entscheidung zu bleiben, egal, welche Beweise dagegensprechen. Deshalb können politische Wahlen so behämmert sein. Deshalb verlieren Leute ein Vermögen im Spielcasino. Die Entscheidung trifft das Fühlhirn für uns, und das Denkhirn muss sich eine Begründung dafür einfallen lassen.

Gehirne können den größten Mist aller Zeiten vernünftig darstellen.

JA, DU KANNST DEIN HIRN UMTRAINIEREN

Gehirne sind anpassungsfähige kleine Fieslinge, und man kann sie auf jeden Fall umtrainieren. Du glaubst mir nicht? Nun, erstens solltest du das grundsätzlich. Denn ich bin eine Frau Doktor. Aber wenn dein Motto »Scheiß auf deinen Doktor, ich will Beweise!« lautet, dann such bitte auf YouTube nach »Lumiere Brothers Arrival of a Train«. Das ist ein nur 45 Sekunden langer Clip. Ich warte derweil.

So, nun stell dir Folgendes vor: Paris, 1895. Die Gebrüder Lumière waren Pioniere der Fotografie und präsentierten auf einer Kunstausstellung der Öffentlichkeit das erste »bewegte Bild«. Sie waren total begeistert von ihrem Projekt ... bekamen aber nicht die erwartete Reaktion. Stattdessen flippten die Kinobesucher aus, kreischten vor Angst und versteckten sich unter den Sitzen. Und zwar jeder Einzelne.

Die Gehirne der Zuschauer nahmen die gelieferten Informationen so auf: ZUG FÄHRT IN RICHTUNG DEINES FETTARSCHS, ALSO RUNTER VON DEN GLEISEN.

Denn, klar, Züge waren gefährlich und Bewegtbilder von Zügen gab es bis zu diesem Zeitpunkt nicht. Ihre Gehirne nahmen den Zug als Realität und nicht als Film wahr.

Ist dein Gehirn ausgeflippt, als du den Clip gesehen hast? Natürlich nicht. Du weißt, was ein Film ist. Deine neuronalen Mechanismen sind auf den Unterschied zwischen einem dargestellten Zug und einem realen Zug eingestellt.

Und jetzt muss dein Gehirn lernen, was echte Gefahr und was gefühlte Gefahr ist. Denk daran, dass das Gehirn jedes Menschen Schwierigkeiten mit dieser Unterscheidung hat, vor allem, wenn es ums Überleben geht. Wie das Kleinkind, das alle Tiere als »Hund« bezeichnet, bevor es lernt, dass es auch Pferde, Kätzchen, Lamas und weiße Haie gibt. Das Gehirn plärrt die ganze Zeit nur: »HUND, HUND, HUND.«

Das heißt, das Gehirn geht von einer Gefahr aus, bis es vom Gegenteil überzeugt werden kann. Die Amygdala traut der momentanen Interpretation des PFC noch nicht. In dem Moment, in dem der Cortex denkt: »Hmmm, ein Tier?«, entreißt ihm die Amygdala den Steuerknüppel und schreit: »HUUUUND!!!«

Okay, vielleicht ein bisschen viele Bilder. Tut mir leid. Einfache Version? Wir müssen dem PFC wieder das Kommando überlassen. Wir müssen ihm die Chance geben zu entscheiden, ob es echt ein Hund ist oder etwas anderes. Wir müssen den PFC und die Amygdala dazu bringen, Frieden zu schließen und ihre jeweiligen Aufgaben zu erledigen, und das bedeutet: verdammt noch mal ZUSAMMENZUARBEITEN.

HIERMIT ÄRZTLICH BESTÄTIGT: DU BIST NICHT VERRÜCKT

Ja, das war eine Menge Lesestoff über das Gehirn, aber es ist wichtiger Lesestoff. Denn unterm Strich bedeutet es, dass das, was wir tun, was wir denken und fühlen, sinnhaft ist.

Egal, ob du dich defensiv oder krass kampflustig fühlst, ob du völlig durchdrehst, abschaltest oder auf Distanz gehst, immer ist es dein Überlebensmodus, der sich einschaltet. Problematisch wird es, wenn das in Situationen geschieht, die eigentlich keine lebensbedrohlichen Notfälle sind. Deine Fähigkeit, die Situation mithilfe des präfrontalen Cortex rational zu bewältigen, wurde von der Amygdala ausgeschaltet. Da ist dann kein Platz für: »Lass mal die Lage checken, vernünftig drüber reden und dann entscheiden, wie wir im Hinblick darauf, was uns langfristig am meisten nützt, reagieren wollen.« Stattdessen brüllt die Amygdala: »ALLES AUF DEN BODEN!« und eine rationale Reaktion kannst du vergessen.

Sich auf den Boden zu werfen, ist nicht unbedingt eine schlechte Idee. Es ist sogar brillant, wenn du gerade Schüsse oder Luftschutzsirenen hörst. Wenn wir versehentlich eine heiße Herdplatte berühren, können wir froh sein, dass die exekutiven Funktionen außer Kraft gesetzt werden. Geschähe das nicht, würden wir, während unsere Hand schmort, eine intellektuelle Zergliederung dieser Sinneserfahrung vornehmen, und dabei würden Amygdala und Hirnstamm im Hintergrund um Hilfe schreien. Das hier ist kein postmodernes Experimentalkino. Das ist das LEBEN. Wir wollen ein Gehirn, das die Aufgabe, uns am Leben zu erhalten, bitte schön ernst nimmt, oder? Es soll um Gottes willen doch mehr leisten, als sich auf ewig die Zahlenkombination des Schulspinds und die Choreo von *Macarena* zu merken.

Aber nebenbei schützt es uns auch vor allem, was es als Gefahr WAHRNIMMT, nicht nur vor tatsächlichen Gefahren. Unsere Fähigkeit, zwischen echter Gefahr und vermuteter Gefahr zu unterscheiden, ist ein unvollkommenes System. Das Gehirn schlägt sich immer auf die Seite der Vorsicht, selbst wenn das bedeutet, dass man sich ausklinkt, wenn es eigentlich gar nicht nötig ist.

Angenommen, du willst nur ein paar Lebensmittel einkaufen, aber während du durch die Blumenabteilung gehst, sagt dein Gehirn: »BLUMEN! NIE OHNE SEIFE WASCHEN! MISSION ABBRECHEN!« Du bekommst eine regelrechte Panikattacke und rennst aus dem Laden, bevor du ohnmächtig wirst. Und fürs Abendessen hast du dann nichts eingekauft.

Du denkst dir: *Mensch, Gehirn, das war doch die Blumenabteilung. Nur ein paar Nelken und Rosen. Niemand ist gestorben, und jetzt muss ich wieder Fertignudeln essen.* Vielleicht weißt du ja gar nicht genau, warum du durchgedreht bist, und denkst: *Mensch, Gehirn, musst du denn immer gleich so ausrasten?*

Um vernünftig zu sein, zu erkennen: »nur Nelken und Rosen, chill mal lieber«, dazu wäre Reizunterscheidung nötig. Du weißt schon. *Die Fähigkeit zu entscheiden, ob etwas wirklich ein Problem ist oder nicht.*

Reizunterscheidung ist eine Sache des Denkens, nicht des

Fühlens. Sie findet demnach im präfrontalen Cortex statt, aber wenn der Hirnstamm erst einmal im Ausrastmodus ist, lässt sich der Cortex nur sehr schwer wieder zum Laufen bringen. Doch wir schaffen das. Und wir werden noch besprechen, wie wir dem Hirn beibringen, so zu reagieren, dass es besser zum gegenwärtigen Leben passt, nicht nur zum Leben der Vergangenheit.

Unsere Reizunterscheidungsreaktion basiert auf all unseren früheren Erfahrungen und Gewohnheiten und wurzelt sogar noch tiefer, wenn diese Erfahrungen traumatisch waren. Ist ein Reiz mit einer starken Erinnerung verknüpft, schüttet der Körper Hormone und Neurotransmitter aus, um sich auf die Reaktion vorzubereiten. Das Gehirn hat dann nicht wirklich neue Gedanken, sondern eher verschiedene Konfigurationen und Mischungen alter Gedanken.

Aus diesem Grund flippt ein Kriegsveteran aus, wenn er Müll am Straßenrand liegen sieht. Schließlich war er im Irak und ist durch chaotische Gebiete voller selbst gebauter Sprengsätze gefahren.

Aus diesem Grund flippt eine Person aus, die missbraucht wurde, wenn sie einen bestimmten Geruch wahrnimmt, den sie mit dem Täter assoziiert.

Das Gehirn kennt seine Geschichte. Es wurde darauf trainiert, sich um jeden Preis in Sicherheit zu bringen. Es erfindet auf der Grundlage von Informationen aus der Vergangenheit Geschichten über aktuelle oder zukünftig mögliche Erfahrungen. Es merkt nicht oder verlässt sich nicht darauf, dass du eigentlich in Sicherheit bist.

TU WAS: EIN TRIGGER IST KEIN SPIELZEUG

Wir schmeißen im World Wide Web mit dem Wort *Trigger* um uns, als wäre es Konfetti oder so. Aber im gegebenen Zusammenhang ist ein Trigger nur das ursächliche Element in einem Ursache-Wirkung-Prinzip.

Manchmal weiß man ganz genau, was der Trigger sein wird. Angst kann zum Beispiel der reinste Springteufel sein. Vielleicht weißt du schon im Voraus, dass ein erstes Date, ein öffentlicher Auftritt oder ein Meeting mit dem Chef deine Angst in die Höhe schießen lassen wird. Oder dass dich eine Autofahrt, bei der du keine saubere Raststätte mit halbwegs vertrauenswürdiger Toilette findest, zum Ausrasten bringen wird (warum gibt es dafür eigentlich keine App??? Das sind echte Qualen).

Aber manchmal ... keine Ahnung. Wie bei allen anderen psychischen Problemen kann es auch eine genetische Veranlagung für bestimmte Reaktionen geben und/oder ein Produkt des Umfelds sein, in dem man aufgewachsen ist oder zurzeit lebt. Das macht es schwierig, die individuellen Trigger zu definieren.

Wenn du das nächste Mal merkst, dass bei dir die Auswurftaste gedrückt wird, kannst du dir die folgenden Fragen stellen. Und später, wenn du wieder runtergekühlt bist, die Antworten aufschreiben:

- Welches spezifische Gefühl hast du empfunden?
- Wie würdest du diese Emotion auf einer Skala von 0 bis 100 einstufen?
- Welche spezifischen Symptome hast du gefühlt (die emotionale Reaktion)?
- Was war sonst noch los, als es passiert ist? Schreib einfach alles auf, was vor sich ging, egal wie banal. Denn deine Trigger findest du nur heraus, indem du über lange Zeit Muster beobachtest.

Eine andere Methode ist das Führen eines Stimmungstagebuchs (entweder per App oder ganz klassisch auf Papier).

STIMMUNGSJOURNAL

Hab ich schlechte Laune oder bist du einfach scheiße?

	STIMMUNG	SITUATION	STÄRKE (0–100)	SYMPTOME
MONTAG				
DIENSTAG				
MITTWOCH				
DONNERSTAG				
FREITAG				
SAMSTAG				
SONNTAG				

Das hört sich nach viel Arbeit an, kann aber wirklich dabei helfen, die Trigger zu bestimmen. Und mit der Zeit lernst du, das nebenher im Kopf zu tun. Im Folgenden eine Kurzanleitung zum Führen eines Stimmungstagebuchs. Du kannst dir dazu auch im Internet eine Vorlage zum Herunterladen suchen (aktuell steht zum Beispiel diese zur Verfügung: https://depression.ch/content/5-informationsquellen/2-downloads/brintellix_1_stimmungstagebuch_d.pdf).

2

WIE TRAUMATA UNS UMPROGRAMMIEREN

OKAY, ALTE, WAS ZUM TEUFEL MEINST DU MIT TRAUMA?

Ein Trauma ist ein Ereignis, das anders verläuft, als die Welt unserer Meinung nach eigentlich funktionieren sollte. Eine traumatische Reaktion tritt dann ein, wenn es uns gar nicht mehr gelingen will, mit dem Geschehenen umzugehen, und sich das in anderen Bereichen unseres Lebens zeigt.

Es gibt vieles, was wie ein Trauma wirken kann. Um ehrlich zu sein, kommt einiges, was für viele Menschen zutiefst traumatisch ist, in unseren Diagnosehandbüchern gar nicht vor. Das geht mir echt auf die Nerven, denn es führt dazu, dass Leute sich schämen, weil ihr Trauma scheinbar nicht traumatisch genug ist, um Aufmerksamkeit zu verdienen. Aber das ist kompletter Bullshit. Denn wenn man die gestelzten Begrifflichkeiten und Definitionen mal weglässt, dann ist ein Trauma einfach ein Fall von »*Was zum Teufel war DAS denn?*«.

Ein Trauma kann ein Unfall sein, eine Verletzung, eine schwere Krankheit, ein Verlust ... oder **jedes beliebige Erlebnis, das dich fertigmacht.**

Und dann? Jeder Mensch erlebt Traumata anders und wird von zu vielen Dingen geprägt, um hier alle Einwirkungen aufzuzählen. Wenn man nur auf die Liste der großen »diagnostizierbaren« Kategorien schaut, lässt man andere Erfahrungen außer Acht, die aber nicht unbeachtet bleiben sollten.

Nach einer Schätzung erlebt etwa die Hälfte aller Menschen in den USA in ihrem Leben ein diagnostizierbares Trauma. Neuere Studien beziffern den Anteil sogar auf etwa 75 Prozent. Und etwa 7 oder 8 von 100 Menschen leiden irgendwann in ihrem Leben an einer posttraumatischen Belastungsstörung (PTBS). Und das sind nur die diagnostizierten Traumata. Da die offiziellen »Richtlinien« für die Diagnose einer Traumareaktion ziemlich eng gesetzt sind, würde ich die Zahl weit höher als 8 Prozent einschätzen.

Als Kind missbraucht worden zu sein, ist zum Beispiel ein Erlebnis, das wir alle als Trauma bezeichnen würden. Aber schreckliches Mobbing durchgemacht zu haben, ist nicht unbedingt als Trauma anerkannt – obwohl sich viele Menschen das Leben genommen haben, weil sie gemobbt wurden. Also lieber keine Liste. Denn Trauma hat nichts damit zu tun, das richtige Kästchen in der richtigen Kategorie anzukreuzen. Sondern? Du musst mir einfach glauben, wenn ich sage: **Deine Erfahrungen und Reaktionen sind wichtig und real. Und du bist es wert, dass man sich um dich kümmert und dir die Chance zur Besserung gibt.**

Wir wissen nicht, warum manche Dinge für manche Menschen schlimmer sind als andere. Das mag jetzt vielleicht verrückt klingen, aber: *Jeder Mensch ist anders.* Jeder Mensch hat ein anderes Leben, eine andere Geschichte und andere Erfahrungen, UND andere genetische Anlagen.

Außerdem wissen wir inzwischen sogar, dass Traumata genetische Veränderungen hervorrufen können, die über Generationen weitergegeben werden. Wenn du einen Urgroßvater, eine Großmutter oder einen Elternteil mit traumatischer Vergangenheit hast, ist dir eine andere Reaktion auf ein Ereignis einprogrammiert als jemandem, in dessen Familie es keine großen Lebensdramen gab. Also beeinflussen nicht nur unsere Gene unsere Traumareaktion, sondern auch unsere Traumareaktion unsere Gene.

Ernsthaft, menschliches Gehirn? Geht's noch blöder? Auf der körperlichen Ebene bedeutet eine traumatische Reaktion, dass die Amygdala am Ruder ist. Das Ausmaß der Amygdala-Machtübernahme kann unterschiedlich sein. Manchmal gerät man nicht in den vollen Traumamodus, aber man bemerkt einige seltsame Muster und Gewohnheiten im Denken und Verhalten. Vielleicht ist man noch nicht voll im Panikmodus, aber VERDAMMT, die Selbstbeherrschung kostet mehr Energie, als sie sollte. Und niemand hat genug Zeit und Kraft, um sich über Monate und Jahre zusammenzureißen.

Die Kurzversion? Wir alle haben unsere Schwachstellen und wir sind alle anfällig. Doch aus irgendeinem Grund behalten wir manchmal die Nerven und manchmal verlieren wir sie. Wie kommt das?

WIE DAS GEHIRN MIT TRAUMATA UMGEHT

Übrigens: Die ganz großen Erlebnisse, die, die für uns ganz schrecklich sind, müssen gar nicht immer eine langfristige traumatische Reaktion hervorrufen. In etwa zwei Dritteln der Fälle, in denen wir etwas Traumatisches erleben, schaltet unser Gehirn nicht in den Arschlochmodus. Das bedeutet, dass wir in den meisten Fällen einen Weg finden, das Trauma zu verarbeiten und uns davon zu erholen, ohne dass es enorme langfristige Folgen hat. Das heißt jedoch nicht, dass wir nicht eine Riesenscheiße erlebt haben. Es bedeutet nur, dass wir die Erfahrung verarbeiten konnten, ohne dass die Amygdala langfristig Alarm macht.

In einer perfekten Welt würde nichts Schlimmes passieren. Tja, darauf können wir lange hoffen. Das zweitbeste Szenario ist, dass wir im Fall des Falles in Deckung gehen und alles unbeschadet überstehen. Und ehrlich gesagt, tun wir das auch meistens. Erinnerst du dich an gravierende Probleme, die du im Leben bewältigen musstest und die nicht langfristig zu einem Wahnhirn geführt haben? Auch wenn es keine sofortige und makellose Genesung war?

Meistens dauert es etwa drei Monate, bis nach einem Trauma das seelische Gleichgewicht wiederhergestellt ist. Das heißt, nach etwa 90 Tagen arbeiten unsere emotionalen Sensoren nicht mehr auf Hochtouren, sondern kehren zum Normalbetrieb zurück.

Das Wort *normal* ist natürlich völliger Blödsinn. Natürlich wird es nicht wieder ganz normal, egal, wie gut man sich erholt. Traumata verändern einen für immer. Diese sogenannte Normalität ist in dieser Hinsicht eher eine *neue* Normalität. Wir finden eine Möglichkeit, mit dem Geschehenen zu leben und zurechtzukommen, mit dem Verlust der Welt, wie sie vorher war, und mit der Akzeptanz der Welt, wie sie jetzt ist. Wir empfinden immer noch Gefühle im Zusammenhang mit dem Geschehenen – Gefühle, die vielleicht nie ganz verschwinden. Aber unsere Amygdala ist nach ein paar Monaten nicht mehr völlig durchgedreht. Der Panikmodus ist deaktiviert.

In etwa einem Drittel der Fälle kehren wir jedoch nach einem Trauma nicht zu einer neuen Normalität zurück. Stattdessen erleben wir eine Traumareaktion. Und wir entwickeln eine PTBS – eine posttraumatische Belastungsstörung.

Was ist PTBS? Die Definition für posttraumatische Belastungsstörung sieht im *Oxford Dictionary* wie folgt aus:

»Ein Zustand anhaltender mentaler und emotionaler Belastung, der als Folge einer Verletzung oder eines schweren psychologischen Schocks auftritt und typischerweise mit Schlafstörungen und ständigen lebhaften Erinnerungen an das Erlebte und mit abgestumpften Reaktionen auf andere und auf die Außenwelt einhergeht.«

Gute Definition. Klingt schick. Aber die unschicke Version? **PTBS ist, wenn man es nicht schafft, sich von einem traumatischen Ereignis zu erholen.** Und PTBS ist ein dämonisches ARSCHLOCH.

Das National Center for Post-Traumatic Stress Disorder hat diesbezügliche Forschungsergebnisse gesammelt. Was erhöht das Risiko, dass man an PTBS erkrankt? Viele der Faktoren erscheinen logisch:

- als Opfer oder Augenzeuge direkt von etwas betroffen zu sein
- etwas sehr Gefährliches erleben oder durch den Vorfall schwer verletzt zu werden
- lang anhaltendes Trauma
- den Eindruck zu haben, man selbst oder jemand, den man liebt, sei in Gefahr, verbunden mit dem Gefühl von Hilf- oder Schutzlosigkeit
- während einer traumatischen Situation eine schwere körperliche oder emotionale Reaktion zu erleben

Auch die Vorgeschichte kann anfälliger für eine Traumareaktion machen:

- in jungen Jahren andere Traumata gehabt zu haben
- andere psychische Probleme oder Familienmitglieder mit psychischen Problemen zu haben
- wenig Unterstützung durch Familie oder Freunde zu erfahren, entweder weil es nicht viele Helfende gibt oder weil es dem Umfeld an Verständnis fehlt
- in letzter Zeit stressige Veränderungen erlebt oder einen geliebten Menschen verloren zu haben
- weiblich zu sein oder einer kulturellen Minderheit anzugehören (da dann die Wahrscheinlichkeit einer Traumatisierung statistisch höher ist)
- bereits bewusstseinsverändernde Substanzen wie Drogen oder Alkohol zu konsumieren
- jünger zu sein
- weniger gebildet zu sein
- aus einem Kulturkreis oder einem Familiensystem zu stammen, in dem man seltener über Probleme spricht

Das sind alles keine Überraschungen, denke ich. Aber der letzte Punkt auf der Liste ist SUPERWICHTIG. Lies das noch einmal. Wenn wir über Dinge reden, werden sie besser.

Aber wieso? Wieso trifft es manche und andere nicht? Was sagt die Hirnforschung dazu?

Es geht nicht so sehr um die Art des Traumas. Auch nicht um die Schwere des Traumas. Oder sogar um unsere Veranlagungen und Erfahrungen. All das hat einen Einfluss auf unsere Heilungschancen, klar. Aber wenn es so einfach wäre, könnten wir auf dem Papier ein Flussdiagramm erstellen und damit ganz einfach herausfinden, wer eine PTBS entwickelt und wer nicht. Doch das können wir nicht, denn unsere Heilungschancen haben genauso viel mit unserer Gegenwart und nahen Zukunft zu tun wie mit unserer Vergangenheit.

Dass wir in den ersten 30 Tagen nach dem Trauma noch nicht zu einer neuen Normalität finden können, liegt Forschungen zufolge daran, dass die Fähigkeit des Gehirns, das Erlebte zu verarbeiten, gestört ist. Aus diesem Grund kann eine PTBS nicht im ersten Monat diagnostiziert werden. Denn wir wissen noch gar nicht, ob wir wieder auf die Beine kommen oder nicht.

Diese ersten 30 Tage sind entscheidend. Wir brauchen Zeit und Raum, um uns zu erholen, um das Geschehene zu verarbeiten und um das, was wir von der Welt erwarten, mit dem, wie die Welt tatsächlich funktioniert, wieder in Deckung zu bringen. In dieser Zeit brauchen wir Unterstützung durch Menschen, die uns etwas bedeuten. Unser Gehirn ist auf Bindung programmiert, und wenn wir eine Bindung zu anderen Menschen aufbauen, geht es uns besser. Darauf kommen wir im 3. Kapitel noch ausführlicher zu sprechen.

Falls wir die nötige Zeit und die entsprechenden Beziehungen nicht haben, ist das ein ziemlich handfester Indikator dafür, dass wir uns auf das Gebiet der Traumareaktion zubewegen.

Dafür, dass uns die Zeit oder das entsprechende Umfeld fehlt, gibt es einige gute Gründe.

Denn im Allgemeinen sind Traumata keine vereinzelten Erlebnisse. Sie sind meist komplex und beruhen auf länger andauernden Erfahrungen. Menschen, die in missbräuchlichen Beziehungen leben, wissen zum Beispiel sehr gut, dass Übergriffe selten einmalig sind. Die Gewalt ist zyklisch und länger andauernd. Soldaten oder Menschen in einem Beruf mit hohem Risiko erleben regelmäßig Schreckliches und wissen, dass so etwas an jedem Tag zu jeder Minute geschehen kann. Ein Trauma versetzt uns in den ersten 30 Tagen in eine Art Überlebensmodus. Traumata können so rasch auf uns zugerauscht kommen, dass wir keine Zeit haben, innezuhalten und durchzuatmen. Also stellt das Gehirn die Traumaverarbeitung ein, damit wir erst einmal überleben können.

Das Gehirn ist eigentlich ein knallharter Schutzengel, wenn es sagt: »Wir sind immer noch mitten im Gemetzel, können uns aber mit diesem Chaos jetzt nicht beschäftigen!«

Manchmal geschieht das Abschalten der Verarbeitung aber nicht wegen einer anhaltenden Traumasituation, sondern wegen der Anforderungen des Alltags. Oder wir haben keine Zeit und keinen Raum, um uns von Trauererfahrungen zu erholen. Weil wir jeden Morgen aufstehen, zur Arbeit gehen, den Hund füttern, den fehlenden linken Schuh des Kindes finden müssen. Unser überlastetes Gehirn kann nur eine bestimmte Menge an Arbeit bewältigen. Sich UM UNS SELBST zu kümmern, wird da oft zu einem Luxus, den wir uns vermeintlich nicht leisten können, dabei ist es eine Notwendigkeit, die wir nicht ignorieren dürfen.

Und manchmal fehlt unserem Gehirn einfach der richtige Mechanismus, um das Trauma zu verarbeiten. Egal, wie viel Zeit und Raum wir uns für die Erholung geben, wir finden für die traumatische Erfahrung einfach nicht den inneren Platz, der ihr die Bedeutung gibt, die wir zum Loslassen bräuchten. Da kommt wieder das Erzählgehirn ins Spiel, das in einer Geschichte stecken bleibt, die einfach nicht funktioniert.

Was auch immer der Grund dafür sein mag, das Gehirn kann

den Heilungsprozess von einem Moment auf den nächsten abschalten. Dann ist unsere »neue Normalität« eher von Trauma geprägt als heilend. Wir meiden in diesem Fall jede Erinnerung an unser Trauma, weil allein Abschottung uns ein Gefühl der Sicherheit gibt.

Und wir Menschen sind verdammt anpassungsfähig. Vermeidungsstrategien können lange Zeit sehr gut funktionieren.

WIE MAN EIN TRAUMA IN FREIER WILDBAHN ERKENNT

Woran erkennt man, dass man es mit einem Trauma zu tun hat? Wenn das Leben von einem Trauma geprägt ist (egal, ob es sich um eine ausgewachsene PTBS handelt oder nicht), deuten die folgenden Anzeichen darauf hin, dass das Gehirn das Trauma durch Anpassung bewältigt. Womit nur mit schlauen Worten gesagt werden soll, dass wir auf allerlei geniale Arten unsere Traumareaktionen vermeiden, um uns nicht damit auseinandersetzen zu müssen. Aber diese Bewältigungsstrategie ist auf wackligem Grund gebaut und es bilden sich schnell Risse.

- ***Erregung:*** Da die Amygdala ständig auf Krawall gebürstet ist, flippst du aus, auch wenn du es nicht solltest oder willst. Vielleicht kennst du den Grund dafür oder auch nicht. Es kann aber sein, dass das Gehirn irgendetwas als Bedrohung ansieht, was du gar nicht bewusst wahrnimmst, und plötzlich verlierst du mitten im Supermarkt die Fassung.
- ***Vermeidung:*** Du gehst allem aus dem Weg, was Erregung auslösen könnte. Im Supermarkt war es scheiße? Dann

kannst du Lebensmittel online bestellen. Du musst doch nicht das Haus verlassen, um einzukaufen, oder?

- *Zwangsgedanken:* Gedanken, Bilder und Erinnerungen, die mit dem Trauma in Verbindung stehen, drängen an die Oberfläche. Das, vor dem das Gehirn dich lieber schützen möchte, verschwindet nicht wirklich. Und es steigt unkontrolliert an die Oberfläche. Das ist nicht dasselbe wie Grübeln, wenn du dir bewusst wegen einer schlechten Erinnerung Sorgen machst. Vielmehr tauchen diese Gedanken auf, wenn du sie am wenigsten erwartest. Und du kannst nicht mit allem fertigwerden, was da hochsprudelt.
- *Negative Gedanken und Gefühle:* Ist es bei all dem ein Wunder, dass du dich nie wirklich gut fühlst? Oder auch nur einigermaßen?

Dies sind im Wesentlichen die vier Reiter der PTBS-Apokalypse. Anhand dieser Anzeichen diagnostizieren wir eine voll ausgeprägte PTBS. Wenn sie vorliegen, bedeutet das, dass du dein Trauma ständig in irgendeiner Form im Kopf erneut durchlebst.

Aber nicht jeder Mensch, der auf ein Trauma reagiert, hat eine ausgewachsene PTBS. Eine PTBS-Diagnose erfolgt letzten Endes aufgrund einer Checkliste. Wer dir eine solche Diagnose stellt, achtet darauf, ob du eine bestimmte Anzahl dieser Symptome oder sogar noch mehr aufweist. Manche Menschen zeigen also zwar einige der Kriterien für eine PTBS, aber nicht genügend, um eine Diagnose zu rechtfertigen.

Doch wenn du die Kriterien für eine PTBS nicht erfüllst, bedeutet das keineswegs Entwarnung oder dass du dich auf magische Weise plötzlich besser fühlen würdest. Es geht dir trotzdem eindeutig nicht gut und es ist ziemlich wahrscheinlich, dass es noch schlimmer werden wird.

Das hat das amerikanische Kriegsveteranenministerium bei der Untersuchung von Ersthelfern des Terroranschlags vom 11. September festgestellt. Bei 20 Prozent derjenigen, die einige Symptome einer Traumareaktion, aber keine ausgewachsene PTBS aufwiesen, nahmen die Symptome derart zu, dass zwei Jahre später bei einer erneuten Untersuchung eine PTBS-Diagnose gestellt wurde. Was absolut nicht erstaunlich ist, denn wenn man Traumata immer wieder erlebt, werden die entsprechenden Verschaltungen im Gehirn mehrfach verstärkt.

Gedanken, Gefühle und Verhaltensweisen, die von unserer Traumareaktion geprägt sind, können wirklich schwer zu verstehen sein. Nicht nur für die Menschen um uns herum, sondern sogar für uns selbst. Hast du schon mal erlebt, dass du dachtest: »Was zur HÖLLE soll das, Gehirn?« Dass du dir selbst ein Rätsel warst und für die Menschen, die du liebst, eine Zumutung?

Aber wir sollten unser manchmal so bescheuertes Gehirn auch nicht verteufeln. Es versucht ja nur, in dem ganzen Chaos einen Sinn zu finden. In einem Chaos, das vielleicht in Wirklichkeit gar keinen Sinn ergibt. Also übertreibt es eben darin, welche Reaktionen auf bestimmte Ereignisse es in Gang setzt. Es erinnert uns an unsere Geschichten. Und diese Erinnerungen lösen negative Emotionen aus. Das Gehirn reagiert dann in einer Art und Weise, um uns zu beschützen, ohne dass wir überhaupt merken, was los ist.

Also gut. Auf welche Art von Symptomen solltest du achten? Gute Frage, Schlaumeier! Die Liste ist ziemlich lang.

Wiederholung des traumatischen Erlebens:

- Du hast das Gefühl, das Trauma noch einmal zu erleben, obwohl es hinter dir liegt und du körperlich in Sicherheit bist.
- Du träumst, dass du das traumatische Ereignis (oder ein ähnliches Ereignis) erneut durchmachst.
- Du reagierst sehr emotional, wenn etwas oder jemand dich an das Trauma erinnert. Zum Beispiel flippst du total aus, obwohl du gerade in Sicherheit bist, und/oder du zeigst körperliche Symptome (Schwitzen, Herzrasen, Schweißausbrüche, Ohnmacht, Atemprobleme, Kopfschmerzen usw.).

Vermeidung von Erinnerungen an das Trauma:

- Du tust Dinge, um dich von Gedanken oder Gefühlen bezüglich des Traumas abzulenken, und/oder vermeidest es, darüber zu sprechen, wenn es zur Sprache kommt.
- Du meidest alles, was mit dem Trauma in Verbindung steht, seien es Menschen, Orte oder Aktivitäten. Oft weiten sich die vermiedenen Bereiche immer mehr aus. Du meidest zum Beispiel erst eine bestimmte Straße, in der ein Unfall passiert ist. Dann die ganze Gegend, schließlich das Autofahren an sich.
- Du hast das Bedürfnis, unter allen Umständen die Kontrolle zu behalten. Du setzt dich beispielsweise an öffentlichen Orten so hin, dass du dich möglichst sicher fühlst, du vermeidest körperliche Nähe zu anderen Menschen oder gehst Menschenmengen aus dem Weg. (Wenn in deinem Beruf Sicherheitstraining eine große Rolle spielt, kann dies auch ein erlerntes Verhalten sein und muss nicht unbedingt auf PTBS hindeuten.)

- Du hast Probleme, dich an wichtige Aspekte des Traumas zu erinnern (du verdrängst alles).
- Du hast das Gefühl, völlig betäubt oder von allem oder fast allem losgelöst zu sein.
- Du hast kein Interesse an normalen Aktivitäten und lustigen Unternehmungen. Nichts macht dir Freude, auch nicht Dinge, die Freude machen sollten.
- Du spürst keine Verbindung zu deinen Gefühlen und Stimmungen. Du fühlst dich einfach ... leer.
- Du blickst nicht optimistisch in die Zukunft, glaubst nicht an Besserung, stattdessen erwartest du das Immergleiche.

Andere medizinische oder emotionale Symptome:

- Magenprobleme, Essstörungen, Appetit auf zuckerhaltige (und damit den gestressten Körper tröstende) Nahrung
- Einschlaf- oder Durchschlafprobleme. Oder du schläfst viel, aber nicht erholsam. So fühlst du dich die ganze Zeit müde.
- Alles ist dir dermaßen scheißegal, dass du jegliche Selbstfürsorge (Sport, gesunde Ernährung, ärztliche Vorsorge, Safer Sex mit ausgewählten Partnern) aufgibst.
- Du linderst Symptome mit bestimmten Substanzen (Drogen, Alkohol, Nikotin, Essen) oder durch Verhaltensweisen (Glücksspiel, Shopping oder Endorphin produzierende Dummheiten wie Mutproben an Bahngleisen).
- Du bist häufig krank oder stellst fest, dass sich chronische Gesundheitsprobleme verschlimmern.
- Angstzustände, Depressionen, Schuldgefühle, Gereiztheit, Reizbarkeit und/oder Wut (UNZÄHLIGE psychische Probleme sind Traumareaktionen, die nicht richtig behandelt werden).

Ist es da ein Wunder, dass es oft schwierig ist zu unterscheiden, was eine Traumareaktion ist und was andere Ursachen hat? Die einfache Diagnose ist also PTSD. Aber Traumareaktionen können, wie bereits gesagt, in allen möglichen Maskierungen auftreten. Depressionen und Angstzustände sind zwei weitverbreitete Beispiele dafür. Manchmal können sich Traumareaktionen sogar als bipolare Störung und Schizophrenie tarnen. Ich habe mehr als einmal den Fall erlebt, dass jemand als schizophren eingestuft worden war, wir aber letztlich feststellten, dass es Traumaflashbacks waren, als wir über die Aussagen der gehörten »Stimmen« sprachen. Traumareaktionen können sich auch in Form von ADHS, Wut und Reizbarkeit, Bindungs- und Beziehungsproblemen äußern oder als gestörter Gerechtigkeitssinn auftreten.

An all diesen anderen Diagnosen ist an sich nichts auszusetzen. Oft sind sie nur dazu da, dass die Versicherung die Kosten für spezielle Leistungen übernimmt. Ärzte benutzen sie auch untereinander als Kürzel dafür, dass bestimmte Symptome vorliegen. All diese Beschwerden können durchaus auch ohne auslösendes Trauma entstehen. Doch es ist schwierig, die tatsächlich benötigte Hilfe zu bekommen, wenn ein Trauma die Ursache ist und dies übersehen wird.

Dann kann eine Heilung problematisch werden. Im Grunde sind traumabezogene Beschwerden besser zu behandeln als viele andere psychische Probleme, allerdings nur, **wenn geklärt ist, worauf die Symptome zurückzuführen sind, und wenn sie dementsprechend behandelt werden.**

Das Gehirn wieder in die richtige Spur zu bringen, ist auf jeden Fall möglich.

WAS, WENN ES DOCH KEIN TRAUMA IST?

Gut, du hast also dieses Buch in die Hand genommen, weil du findest, dass in deinem Gehirn ein behandlungsbedürtiges Chaos herrscht. Aber der ganze Traumakram löst in dir keine Alarmglocke aus. Ist nicht so dein Ding. Und trotzdem gefällt dir nicht, was in deinem Kopf vor sich geht, und du willst etwas dagegen tun.

Vielleicht sind deine Reaktionen auf bestimmte Trigger weniger intensiv als eine Traumareaktion, funktionieren aber im Wesentlichen genauso. Deine Amygdala geht zwar nicht gleich in den Terrormodus über, aber bestimmte Erinnerungen und Emotionen sind miteinander verknüpft. Deine Amygdala löst ein paar schlechte Gewohnheiten in dir aus, die dir das Leben auf dämliche Weise erschweren?

Was ist eine Gewohnheit? **Eine eingespielte oder regelmäßige Neigung oder Handlungsweise, die man nur schwer aufgeben kann.** Wir legen ein bestimmtes Verhalten an den Tag, das funktioniert. Wir machen damit weiter und es funktioniert immer noch. Irgendwann hört es vielleicht auf zu funktionieren, falls es überhaupt funktioniert hat, aber das Arschlochgehirn glaubt weiterhin, dass es funktioniert, weil es keine bessere Alternative gefunden hat. Es löst also beständig eine Amygdala-Reaktion aus, die bestimmte Erinnerungen mit bestimmten Emotionen verknüpft. Es ist vielleicht keine übermäßig aktive, traumatisch geprägte Reaktion, aber sie ist dennoch vorhanden.

Das ist der Grund, warum Süchte so schwer zu behandeln sind. Es ist wirklich schwer, etwas NICHT mehr zu tun, wenn erst einmal eine bestimmte Reaktion einprogrammiert ist. Daher auch das Kapitel »Sucht« in diesem Buch. Selbst wenn du denkst: *Nee, ich bin nicht heroinabhängig, geht mich nichts an*, solltest du es trotzdem lesen. Es ist für alle und jeden interessant.

Und übrigens: Auch Verhaltensweisen und Denkmuster können Züge von Sucht tragen.

Vielleicht bist du zum Beispiel in einem Elternhaus aufgewachsen, in dem niemand über die eigenen Gefühle gesprochen hat. Es war nicht erwünscht und alle anderen fühlten sich unwohl, wenn jemand es versuchte. Du hast ziemlich schnell gelernt, dass es gegen die Regeln verstößt, die eigenen Gefühle zu thematisieren. Du bist nicht missbraucht, nicht traumatisiert worden. Aber wenn du beim Abendessen gesagt hast: »Meine beste Freundin und ich haben uns heute gestritten und ich bin echt traurig und wütend«, kam als Antwort: »Das passiert manchmal, Schätzchen, gib mir bitte die Kartoffeln.«

Wenn also deine Versuche, über Gefühle zu sprechen, ständig abgewiesen wurden, hast du im Gehirn wahrscheinlich abgespeichert, dass sich andere Menschen bei solchen Themen unwohl fühlen. Du selbst fühlst dabei dann womöglich Angst, Schuld oder Frustration.

Schnitt: 20 Jahre später. Dein Liebling möchte, dass du über deine Gefühle sprichst. Jedes Mal, wenn du es versuchst, gerätst du in einen seltsamen emotionalen Nebel. Angst, Schuld, Frustration. Dein Liebling ärgert sich darüber und du weißt gar nicht, was mit dir los ist.

Die gute Nachricht ist, dass die Tipps aus dem 4. Kapitel dir helfen werden. Und sie werden dir vor allem schnell helfen, denn deine Gewohnheiten sind nicht so tief eingeprägt wie ein Trauma. Bei dir geht es eher um Mustererkennung und Klärung als um eine Neuverdrahtung tief sitzender Reflexe. Du wirst die Sache im Handumdrehen in den Griff bekommen.

UND WENN ICH JEMANDEN LIEBE, DER SCHWER TRAUMATISIERT IST?

Es ist wirklich schwierig, wenn eine Person, die dir sehr am Herzen liegt, mit Traumabewältigung zu kämpfen hat. Du möchtest sicher gerne HELFEN. Und das Gefühl, nicht helfen zu können, ist das schlimmste Gefühl der Welt. Bei dir steigt damit die Gefahr eines schweren Burn-outs und einer sekundären Traumatisierung. Denn ja: Mitzuerleben, wie ein Mensch sein Trauma auslebt, kann an sich schon eine traumatische Erfahrung sein.

Zwei Dinge solltest du hier bedenken:

- Das ist nicht dein Kampf.
- Deine Unterstützung tut ihm oder ihr auf jeden Fall gut.

Das ist nicht dein Kampf. Du legst nicht die Maßstäbe fest, du bestimmst nicht, was die Sache besser oder schlechter macht. Egal, wie nahe dir eine Person ist, du kennst ihre inneren Prozesse nicht. Die kennt sie vielleicht nicht einmal selbst. Wenn du jemanden gut kennst, weißt du sicher eine Menge über die Person, aber du hast in ihrem Leben nicht das Sagen.

Einem anderen Menschen vorzugeben, was er tun, fühlen oder denken soll, hilft niemandem weiter. Selbst wenn du vielleicht recht hast. Und selbst wenn er tut, was du sagst, hast du ihm nur die Möglichkeit genommen, das zu tun, was er tun muss, um sein Leben selbst in die Hand zu nehmen. Versuchst du jemanden ständig zu retten, schränkst du seine Möglichkeiten ein, sich selbst zu bessern.

Deine Unterstützung tut ihm oder ihr auf jeden Fall gut. Am besten fragst du die andere Person, wie du sie am besten unterstützen kannst, wenn sie Probleme hat. Du kannst mit professioneller Hilfe (falls einer von euch oder ihr beide eine Therapie macht) oder einfach zu zweit eine Art Aktionsplan aufstellen.

Frag nach. Frag, ob dein Partner Hilfe bei der Erdung benötigt, wenn er getriggert wird. Frag, ob deine Partnerin Zeit für sich braucht, ein heißes Bad, eine Tasse Tee. Frag, was du tun kannst, und tu das Gewünschte, solange es ein gesunder Wunsch ist.

Es kann hilfreich sein, wenn es einen expliziten Notfallplan gibt (im Anhang dieses Buches findest du Quellen dafür), in dem deine Rolle genau festgelegt ist. So kannst du deine eigenen Grenzen wahren und verhindern, dass du gefährliche und/oder selbstzerstörerische Verhaltensweisen unterstützt oder ermöglichst.

Vielleicht musst du harte Grenzen setzen. Möglicherweise musst du dich selbst schützen. Das ist nicht nur für dein eigenes Wohlbefinden wichtig, du lebst auch deinem Gegenüber vor, wie wichtig Grenzen sind.

Liebe die andere Person so, wie sie ist. Bestätige sie darin, dass ihr Trauma sie nicht ausmacht. Mute ihr Konsequenzen aus ihrem Verhalten zu und feiere die Erfolge neuer, gesünderer Verhaltensweisen. Unterstütze so den Heilungsprozess.

TU WAS: GIB DEM SCHEISS EINEN NAMEN

Gib deinen negativen Reaktionen eine konkrete Gestalt. Benenne sie nach einem miesen Ex-Partner, einem idiotischen Grundschullehrer oder nach Kim Jong-un. Denk dir eine Persönlichkeit für dieses Arschloch aus.

Emotionen fühlen sich oft so riesig und nebulös an, dass es *wirklich hilft*, sie in eine konkrete, definierte Entität zu verwandeln, mit der man ringen kann. Dann kannst du gegebenenfalls mit »Donald Trumps berühmter Haartolle« schimpfen (oder mit wem auch immer, aber ich persönlich finde, dass alles Schlimme nach dieser Frisur benannt werden sollte).

Nun kannst du nämlich dieser Entität entgegentreten, wie du es in einer realen Situation mit einer Person tun würdest, die dich bedroht. Du kannst verhandeln, du kannst zurückkeifen, du kannst das Biest in eine Kiste sperren. Es hat jetzt eine überschaubare Größe deiner Wahl mit einem angemessenen Maß an Lächerlichkeit im Äußeren, sodass du über es lachen kannst, während du ihm in den Hintern trittst.

3

BRAINFUCK BESEITIGEN

Könnte man die ersten beiden Kapitel dieses Buches als »das Gehirn in freier Wildbahn« zusammenfassen, würde ich den Rest des Buches »das Gehirn in Therapie« nennen. Ich habe im Laufe meiner Karriere mit Kindern, Jugendlichen und Erwachsenen gearbeitet, die sich von einem Trauma erholen mussten. Dabei habe ich festgestellt, dass die folgende Analogie bei fast allen gut funktioniert. Kinder mögen daran den Ekelfaktor, Erwachsene schätzen den symbolischen Gehalt.

Ein Trauma ist wie eine Wunde, die obenherum verkrustet, aber darunter noch nicht ganz verheilt ist. Sie sieht zwar zugewachsen aus, aber unter der Haut bleibt die Infektion. Auch wenn wir sie nicht bemerken oder sie irgendwie ignorieren, eitert die Wunde vor sich hin. Und was passiert, wenn wir die Wunde nicht säubern?

Kinder lieben diesen Teil ...

Irgendwann quillt alles heraus! Blut und Eiter ... das ist SUPERWIDERLICH!

Wir müssen also die Wunde säubern, damit sie heilen kann.

Aber was ist mit der Narbe, die bleibt?

Diesen Teil mögen die Erwachsenen.

Narben sind Auszeichnungen. Sie erinnern uns daran, dass wir geheilt sind.

Wir finden neue Wege, um uns ein Gefühl der Sicherheit zu verschaffen, ohne uns auf lange Sicht noch mehr Schaden zuzufügen. Wir verarbeiten Erfahrungen mit Menschen, die vertrauenswürdig und nicht bedrohlich sind und sich um uns kümmern. Wir bringen unserem Gehirn bei zu DENKEN, statt zu REAGIEREN. Und die Wunden? Die behandeln wir.

WISSEN GEGEN BRAINFUCK

Weil Emotionen im Gehirn so eng mit Erinnerungen verknüpft sind, ist es nur logisch, dass Erinnerungen an vergangene Ereignisse in Verbindung mit aktuellen Erlebnissen eine sehr starke Reaktion hervorrufen können.

Aber unser Gehirn ist eigentlich nicht so angelegt, dass es an bestimmten Emotionen über längere Zeit festhält. Emotionen sind dazu da, im Informations-Rückkopplungs-Regelkreis mitzuwirken:

ICH MAG DAS! MEHR DAVON!

Oder

DAS IST SCHLECHT! MACH, DASS ES AUFHÖRT!

Unsere Emotionen beeinflussen unsere Gedanken und Verhaltensweisen. Sie sind ein physiologisches Signal an den Rest des Gehirns. Sobald sie ihre Aufgabe erfüllt haben, sollten sie sich wieder auflösen. Weißt du, wie lange eine Emotion eigentlich dauern sollte? 90 Sekunden.

Im Ernst, eine Emotion braucht nur 90 Sekunden, um zu verfliegen. »Bullshit«, sagst du dazu, ich weiß. Denn wenn das wirklich der Fall wäre, warum dauern manche Gefühle dann Stunden, Tage oder Jahre? 90 Sekunden? Eher selten.

Emotionen halten länger an, weil wir sie durch unsere Gedanken weiter anheizen. Wir tun dies, indem wir uns immer wieder die gleiche Geschichte über die Triggersituation erzählen. Dann werden aus Gefühlen Stimmungen.

Zudem schüren wir Gefühle durch unser Verhalten. Meine Lieblingsdefinition von »verrückt« ist: immer wieder das Gleiche tun und ein anderes Ergebnis erwarten. Wenn wir also reaktiv statt proaktiv sind, verstärken wir das Muster immer wieder.

Angenommen, du hast einen schrecklichen Autounfall auf der Hauptstraße gehabt. Völlig klar, dass nun jede Fahrt auf der Hauptstraße dein Gehirn in Panik versetzt. Also meidest du die Hauptstraße. Schließlich wird das Meiden der Hauptstraße zu deinem Modus Operandi, sodass auch alles, was irgendwie mit der Hauptstraße zu tun hat, nicht mehr infrage kommt. Du WILLST schließlich keinen Nervenzusammenbruch bei dem Gedanken bekommen, womöglich auf der Hauptstraße unterwegs sein zu müssen. Du willst einfach dein Leben leben, basta! Solange du es aber weiterhin vermeidest, die Hauptstraße zu befahren, vertiefst du diese Angewohnheit und die Panik, die du mit der Erinnerung an den Unfall verbindest.

Der Gedanke an den Unfall wird zu etwas, das du nicht kontrollieren kannst. Grübeln ist eine Form von unerwünschter, zwanghafter Aufmerksamkeit für die eigenen Gedankenmuster. Du hängst fest. Ein Fehler im Programm. Du grübelst so lange über den Unfall nach, bis du den Verstand zu verlieren meinst, weil du das Gefühl hast, dass das Grübeln die Kontrolle übernommen hat.

Im Grunde genommen nährst du kontinuierlich eine ganz bestimmte emotionale Reaktion (Angst, Furcht) und spezielle Gedanken *(auf der Hauptstraße passieren Unfälle)*, indem du mit demselben adaptiven Verhalten weitermachst, das du dir ursprünglich zu deiner eigenen Sicherheit angewöhnt hast *(nicht auf der Hauptstraße fahren, da passieren schlimme Dinge!).* So wird aus dem Regelkreis mit seinen Rückkopplungen ein Teufelskreis.

Mag ja sein. Aber was ist mit all den Erinnerungen, die gar nicht wiederkehren? Mit den Gefühlen, denen wir auf Teufel komm raus aus dem Weg gehen? Vielleicht weigerst du dich ja, der Idee, auf der Hauptstraße fahren zu können, auch nur DIE GERINGSTE Aufmerksamkeit zu schenken.

Grübeln? AUF GAR KEINEN FALL.

Schon wieder die blöde Hirnverdrahtung. Wenn man eine bestimmte Emotion krampfhaft vermeidet, hält man genauso daran fest, wie wenn man über sie nachgrübelt. Erinnerst du dich an den Vergleich mit der Infektion? Es eitert einfach unter der Oberfläche.

Grübeln und Vermeiden funktionieren auf genau dieselbe Weise. Es ist ein *Möbiusband, auf dem sich nichts wirklich ändert und auf dem wir nicht weiterkommen.* Grübeln bedeutet, einer Erfahrung unbedingt einen Sinn geben zu wollen, aber auf eine unsinnige Art und Weise. Und Vermeiden heißt, sich zu weigern, ein Problem auf einer bewussten Ebene überhaupt anzuerkennen. Grübeln und Vermeiden sind Methoden, mit denen wir unsere Erfahrungen in den Griff bekommen wollen, anstatt sie als Information zu begreifen und durch bestimmte Verhaltensweisen zu verarbeiten.

Wenn wir in eine Situation geraten, in der uns die Kontrolle entzogen wird, ist selbst die Erinnerung an dieses Ereignis das ALLERALLERUNANGENEHMSTE, was in der Geschichte der Menschheit JEMALS passiert ist. Es zeigt uns, dass wir weit weniger Macht über die Außenwelt haben, als wir gerne hätten. Und das ist eine zutiefst beängstigende Sache. Sowohl Grübeln als auch Vermeiden sind Reaktionsweisen unseres Gehirns, die das Ziel haben, die Kontrolle zurückzugewinnen. Indem wir uns auf etwas fixieren, wollen wir verhindern, dass es wieder passiert. Dadurch, dass wir es vermeiden, versuchen wir, es in der Vergangenheit, Gegenwart und Zukunft auszulöschen. Das fühlt sich viel sicherer an, als sich an etwas zu erinnern, es als das Ereignis anzuerkennen, das es war, und es dann loszulassen.

Wie gelangen wir an den Punkt, dass wir einfach fühlen, was wir fühlen? Dass wir die 90 Sekunden aushalten? Dass wir merken, dass die Emotion nur eine Information aus dem Körper ist, Teil des Regelkreises? Dass sie uns nicht definiert? Dass sie nichts an der Essenz dessen ändert, was wir sind? Dass sie vielleicht nicht einmal eine GENAUE Information über die Situation liefert? DAS IST WIRKLICH VERDAMMT SCHWIERIG.

Getriggert zu werden, bedeutet, auf wackligem Boden zu stehen. Wir wollen dann nur, dass sich der Erdboden nicht mehr bewegt. Wir wollen ein Gefühl der Sicherheit zurück. Wenn wir das Gefühl haben, dass das, was wir für festen Boden unter uns hielten, gar nicht wirklich fest ist, leben wir in Unsicherheit. Und Unsicherheit steht wirklich in krassem Gegensatz zu allem, was unser Gehirn unternimmt, damit wir uns in Sicherheit wägen. Unsicherheit löst automatisch die Alarmstufe Rot aus.

Erinnerst du dich noch an die ganzen schlauen Gehirngeschichten aus dem ersten Kapitel? Da unser Gehirn fest darauf programmiert ist, uns am Leben zu erhalten, übernimmt der instinktive Teil des Gehirns das Ruder, wenn wir uns bedroht fühlen. Aber im Gegensatz zu den anderen Spezies, mit denen wir diesen Planeten teilen, sind wir nicht gut darin, dieses Bedrohungsgefühl abzuschütteln, all die Hormone und Neurotransmitter aus dem System zu entfernen und zum Alltag zurückzukehren, wenn die Bedrohung vorüber ist.

Und der präfrontale Cortex kann unsere instinktiven Reaktionen nicht *steuern*, er kann nur *damit arbeiten*. Er kann andere Informationen und andere Reaktionsmöglichkeiten anbieten. Er kann neue Szenarien testen. Der PFC gibt Feedback. Er kann verhandeln. Aber in Zeiten intensiven Stresses hat er NICHT das Sagen. Falls du dich fragst, ob dein Denkhirn von einem animalischen Gehirn gekapert wurde, liegst du gar nicht so falsch. Es kommt dir so vor, WEIL ES SO IST.

Und ehrlich gesagt, ist dein animalisches Gehirn total sauer wegen deiner Undankbarkeit angesichts all seiner Bemühungen, dich am Leben zu erhalten.

Es ist kein Zeichen von Schwäche, dass dir das immer wieder passiert. Dahinter steckt ein fest verdrahteter Überlebensinstinkt. Durch bloße Willenskraft kriegst du die Kontrolle nicht zurück. Da gewinnt das animalische Gehirn jedes Mal mit einem lockeren »Verpiss dich«.

Traumaverarbeitung bedeutet, dass wir uns durch die Scheiße durcharbeiten müssen, anstatt sie irgendwie zu überwinden. Anstelle eines Frontalangriffs à la *Braveheart* eröffnen wir neue Gespräche in einem geschützten, Hilfe bietenden Raum. Wir brechen nicht aus unserer Komfortzone aus, sondern wir vergrößern die Blase der Komfortzone, die uns beim Zurechtkommen hilft, bis wir merken, dass wir sie nicht mehr brauchen.

ERSTE HIRNHILFE

Okay, erinnerst du dich an mein Gerede über die ersten 30 Tage? Dass dies eine wirklich entscheidende Zeit für die Traumabewältigung ist? Ja? Genau. Gibt man uns die Zeit und den Raum, eine große, schreckliche Sache zu verarbeiten, die uns passiert ist, dann macht das einen immens großen Unterschied. Wenn du Erfahrung im Bereich Militär oder Notfallhilfe (Feuerwehr, Polizei, Rettungsdienst) hast, kennst du vielleicht Begriffe wie *Debriefing* oder *Nachbesprechung*. In ähnlicher Weise musstest du, wenn du schon einmal einen traumatischen Vorfall erlebt hast und dabei Fachleute (Polizei, Ärzte usw.) hinzugezogen wurden, an einem bestimmten Punkt deine Geschichte erzählen.

Darüber sprechen, was passiert ist, ist für die meisten Menschen ein guter erster Schritt. Problematisch ist es, wenn wir das Geschehene lediglich so krimiartig behandeln. Du weißt schon, »nur die harten Fakten«. Das kann dazu führen, dass wir uns noch weiter vom emotionalen Gehalt des Erlebten entfernen, da wir uns auf die Abfolge der Ereignisse beschränken, statt auch die emotionsgeladenen Erinnerungen zu verarbeiten.

Wenn ein Ereignis eintritt, verwandelt es sich augenblicklich von einer Begebenheit in eine Erinnerung. Lässt man uns Freiraum und gewährt uns Unterstützung, sind wir in der Lage, diese Erinnerung auf der emotionalen Ebene zu verarbeiten, auf der sie gespeichert wurde. Das »nichts als die Fakten« ist nur als Anfang des Heilungsprozesses gedacht, denn die Fakten sind nicht annähernd so hilfreich wie »alle Gefühle«. Wenn dir also jemand kurz nach einem traumatischen Ereignis dieses Buch in die Hand gedrückt hat, dann will derjenige damit sagen, dass er da ist und helfen will.

Vielleicht hast du es ja auch selbst ausgesucht, weil die kleine Stimme in deinem Hinterkopf gesagt hat, dass du es lesen solltest. Wie auch immer. Jetzt ist es an der Zeit, dass du dich um dich selbst kümmerst – ganz schön knifflig. Du brauchst den Raum, um wieder gesund zu werden.

Mir ist kein großer Unterschied zwischen dem aufgefallen, was bei einem frischen Trauma hilft, und dem, was man bei einem länger zurückliegenden Trauma tun kann. Doch ich habe festgestellt, dass die Heilung viel eher gelingt, wenn man sich sofort damit befasst und dem Gehirn nicht die Gelegenheit gibt, sich mit einem schwachsinnigen Hin und Her von Signalen immer tiefer in die Scheiße zu reiten. Ich habe auch herausgefunden, dass man viel weniger mit chronischen psychischen Erkrankungen als Folge des Traumas zu kämpfen hat, wenn man möglichst schnell mit der Bewältigung beginnt. Zumindest fallen Erkrankungen dann weniger schwerwiegend aus und sind überschaubarer.

Aus meiner Sicht solltest du es dir unbedingt wert sein, dir die nötige Zeit zu nehmen, um dich mit dir selbst und deiner Heilung zu beschäftigen. Egal, wie albern es sich für dich anfühlen mag, wie viel du zu tun hast oder wie sehr alle um dich herum den Prozess ablehnen oder sich dabei unwohl fühlen.

Du verdienst jede Chance auf Besserung.

VERSCHLEPPTER BRAINFUCK

Dann gibt es noch die Unglücksraben, die keine Chance hatten, ihr Trauma während des 90-tägigen Restabilisierungszeitfensters richtig zu verarbeiten. Das bedeutet, dass sie noch Monate, Jahre oder Jahrzehnte das Chaos in ihrem Gehirn zu entwirren haben. Auch das ist keineswegs eine hoffnungslose Situation. Denn wenn das bei dir der Fall ist, dann hast du doch ÜBERLEBT. Dein Hirn hat es irgendwie geschafft, dich am Leben zu erhalten, während um dich herum der Irrsinn herrschte. Und es hat FUNKTIONIERT.

Das Problem ist, dass es inzwischen nicht mehr gut funktioniert. Aus der Lösung ist ein Problem geworden. Dein Gehirn muss also wieder an die Leine genommen und neu trainiert werden.

Du musst dem Gehirn beibringen, mittels des präfrontalen Cortex wieder zwischen echten und vermeintlichen Bedrohungen zu unterscheiden. Wenn das Rückmeldesystem so arbeitet, wie es soll, dreht die Amygdala nicht durch und sendet nicht jede Nachricht an den Hirnstamm, um den Ausrastmodus zu aktivieren.

In meiner Praxis leite ich Menschen bei der Verarbeitung ihrer Geschichten an und helfe ihnen dabei, in der Gegenwart zu bleiben. Sie sollen merken, dass sie an diesem Punkt in ihrem Leben die Kontrolle über ihre Erfahrungen haben, auch wenn das in der Vergangenheit nicht der Fall war. Für viele ist es erstaunlich, zu erkennen, dass man etwas fühlen kann, ohne davon überwältigt zu werden. Und was ist mit dieser Erkenntnis? Sie bedeutet, dass man wieder die *Macht über sich selbst* gewonnen hat.

Wenn eine Klientin einen Partner, eine Freundin oder ein Familienmitglied hat, das sie unterstützt, zeige ich dieser Person, wie sie bei diesem Prozess mithelfen kann. Wir klären genau, welche Rolle sie spielen wird, damit sie unsere Arbeit unterstützen kann, anstatt davor zu erschrecken und die Situation noch schlimmer zu machen. (Die dümmsten Dinge werden oft mit den besten Absichten getan.)

Viele Menschen arbeiten im Rahmen einer Therapie an sich, aber nicht alle. Falls du mit einem Profi zusammenarbeitest, agiert eine gute Therapeutin wie ein Coach am Spielfeldrand und gibt dir Vorschläge und Feedback aus der Außenperspektive. Wenn du an einem deiner Probleme arbeitest, bist du es selbst, der oder die den schwierigen Teil der Arbeit übernimmt, egal, ob dir dabei Freunde, Familie oder Fachleute helfen oder einfach nur dein eigener sturer Entschluss dich animiert, Heilung zu suchen.

Unabhängig davon, ob man Hilfe hat oder es allein schaffen möchte, geht es nach meiner Erfahrung viel schneller, wenn man weiß, warum bestimmte Methoden funktionieren. Wenn man weiß, wie das Gehirn arbeitet, muss man sich nicht so frustriert, dumm und schuldig fühlen. Denn eines der größten Hindernisse auf dem Weg zur Besserung ist die Scham. Man schämt sich vor sich selbst oder vor anderen, weil es einem nicht schon besser geht. Oder weil man überhaupt ein Problem hatte.

Weißt du was: Scheiß drauf!

Erinnerst du dich, was ich darüber sagte, dass du überlebt hast? Wenn du dich all die Jahre, Monate, Jahrzehnte durchs Dickicht geschlagen hast und mit einem kaputten Gehirn klarkommen musstest, HAST DU BESSERUNG VERDIENT. Du hast es verdient, wieder ein normales Leben zu haben. Du bist nicht von Grund auf und unreparierbar kaputt.

Also packen wir's an.

TU WAS: REITE DIE WELLE

Emotionen dauern 90 Sekunden. Und da du (im Gegensatz zu mir) BESTIMMT NICHT zu den Menschen gehörst, die vor dem eigentlichen Text erst mal die Kästen mit den Tipps lesen, weißt du schon, dass Emotionen dem Gehirn signalisieren sollen, dass irgendetwas seine Aufmerksamkeit braucht. Sie müssen nur so lange anhalten, bis die Aufmerksamkeit geweckt ist, und sie können sich auflösen, sobald über das weitere Vorgehen entschieden ist.

Das Problem ist, dass wir, anstatt aufzumerken, eines von zwei Dingen tun: Entweder wir verharren (ohne zu handeln) oder wir gehen direkt in den Vermeidungsmodus. Beides macht den Brainfuck noch schlimmer.

Nimm dir möglichst fünf Minuten Zeit, um die Angst, die du empfindest, auszuhalten, anstatt dich dagegen zu wehren. Das bedeutet nichts anderes, als dass du die gegenwärtige emotionale Erfahrung achtsam wahrnimmst. Du kannst dabei auch frei drauflosschreiben. Du kannst Atemübungen machen. Du kannst alles tun, was das Gefühl nicht unterdrückt oder davon ablenkt. Das Wichtigste ist, dass du dir klarmachst, dass das Gefühl nicht ewig anhalten wird. Du wirst vielleicht ein paar Minuten lang von dem Gefühl geplagt, aber das ist kein Dauerzustand. Ich schwöre dir bei meinem Staubsaugroboter, dass es nicht ewig dauern wird – und ich liebe meinen Staubsaugroboter wirklich, er ist jeden Monat Mitarbeiter des Monats!

Wenn man sich mit dem beschäftigt, was man fühlt, kommt man viel schneller darüber hinweg, als wenn man es vermeidet. Ich habe festgestellt, dass ich mich nach drei

Minuten zu langweilen beginne, wenn ich mich fünf Minuten lang mit meinem Gefühl beschäftigen will. Ich bin dann bereit, Kaffee zu kochen, ein Buch zu lesen, die Kekse zu suchen, die ich vor mir selbst versteckt habe, oder *irgendetwas anderes zu tun, als zu verharren.*

TU WAS: NIMM EIS

Früher haben wir Therapeuten unseren Klienten geraten, ein Gummiband bei sich zu tragen und es jedes Mal gegen das Handgelenk schnalzen zu lassen, wenn sie den Drang verspüren, sich selbst zu verletzen, oder wenn die Gedanken im Kreis rennen oder sich der Hang zu Zwangshandlungen meldet. Aber wenn man das Gummiband oft genug schnalzen lässt, tja, dann reibt man sich die Haut auf. Also empfehlen wir das nicht mehr.

Aber der Zweck des Gummibandes war richtig. Es sollte ein Mittel sein, um den aktuellen Fokus des Gehirns aufzubrechen, indem wir ihm einen anderen Schmerzpunkt anboten. Eis eignet sich dazu viel besser, ohne bleibende Schäden zu verursachen. Im Ernst, probier es mal aus. Nimm einen Eiswürfel und quetsche ihn in der Hand. Dein Gehirn wird sagen: »AUA! Was zur Hölle soll das denn?« und das unterbricht das Signal. Wenn du den Impuls hast, dich selbst zu verletzen, um die Angst zu bewältigen, kannst du den Eiswürfel auf den Körperteil legen, den du normalerweise verletzen würdest, anstatt das schädigende Verhalten auszuführen.

Das Coole daran ist, dass man sich im Alltag unauffällig

Eis besorgen kann. Man kann einfach mittendrin einen Eiswürfel aus dem Glas nehmen, ohne dass sich Leute fragen: »Was zum Teufel soll das?« Ich habe in Gruppentherapien gearbeitet, bei denen alle Wasser dabeihatten. Wenn ich dort einer Teilnehmerin einen Becher mit Eis reichte, um einen Trigger abzukühlen, fühlte sie sich gegenüber den anderen nicht herausgehoben.

4

GUTE BESSERUNG

EIN NEUER RAHMEN

Hier beginnt nun also der Hauptteil des Buches. Jetzt geht es darum, wie wir das Gehirn umtrainieren können. Natürlich reagieren wir nicht alle auf die gleiche Weise auf bestimmte Situationen. Wenn wir das täten, wäre es einfach, das Chaos zu reparieren, und ich wäre arbeitslos. Deshalb kommen in späteren Kapiteln noch spezielle Dinge dran, die Menschen passieren. Du weißt schon: Depression, Angst, Wut, Sucht, Trauer und Stress. All das gehört zu bestimmten Lebensphasen.

Aber zunächst möchte ich dir ein Stufenmodell vorstellen, damit du eine Vorstellung davon kriegst, wie ein Trauma abläuft. Das Modell hilft dir zu verstehen, wie du deinen Mist besser auf die Reihe bekommst. Ich bin mir VOLLKOMMEN bewusst, dass kein Mensch ganz in so ein schlaues Modell passt, das einzelne Schritte vorsieht und dann: VOILÀ, ALLES WIEDER GUT. Jetzt bitte wieder lächeln.

Das Leben geht seinen Gang und die Hälfte der Zeit können wir froh sein, wenn wir irgendwie mithalten. Was andere Leute Stufen nennen, nenne ich Rahmen. Es ist gut, wenn man ungefähr weiß, an welcher Stelle des Prozesses man sich gerade befindet. So kann man sich auf das konzentrieren, was *momentan* am besten funktioniert. Und wenn du heute (oder nächste Woche oder nächstes Jahr) fünf Schritte weiter vorn oder zwei zurück bist? Dann kümmern wir uns darum. Keine große Sache.

Okay, jetzt guckst du so, als wollte ich dir den ganzen herkömmlichen Therapeuten-Selbsthilfe-Quatsch auftischen. Na ja, vielleicht ein kleines bisschen. Aber nur das, was wirklich funktioniert, nichts Überflüssiges. Es geht mir um die Hirnforschung dahinter. Hör also gut zu und lass uns herausfinden, was für dich passt.

Zurück zum Rahmen. Einer der besten Rahmen, um zu verstehen, wie sich das Gehirn von einem Trauma erholt, stammt aus Judith Hermans Buch *Trauma and Recovery*. Ihre seriösen Begrifflichkeiten (und meine weniger seriösen) sind im Folgenden aufgeführt:

1. Sichern und Stabilisieren
   Heilige Scheiße! Das ist doch vorbei, oder? Ich kann mich jetzt eine Sekunde lang ausruhen, ohne dass mir jemand in den Arsch tritt, oder? Wäre das möglich, Universum?
2. Erinnern und Trauern
   Was zur HÖLLE war das? Was war das? Was ist passiert? So geht das doch nicht! Das hat mich echt KRASS getroffen.
3. Wiederverbinden
   Okay ... Also vielleicht, nur vielleicht, ist die ganze Welt nicht komplett beschissen und ich kann im Allgemeinen wieder normal sein. Klar war das eine beknackte Situation. Aber nicht alles ist so beschissen und nicht jeder Mensch ist ein totales Arschloch.

Sichern und Stabilisieren. Wenn Traumatisierung bedeutet, dass unser Gefühl der Sicherheit in der Welt zerstört wurde, dann scheint es unmöglich, diese gefühlte Sicherheit wiederzuerlangen. Das Ereignis wird zu einer sehr starken Erinnerung, die ständig unsere Kampf-Flucht-Erstarrungs-Reaktion auslöst. Damit Sicherheit und Stabilisierung wieder erreicht werden, muss man begreifen, was im Gehirn vor sich geht, und die Kontrolle über den Körper zurückerlangen. Es ist ein Neustart des Gehirns nach einem triggernden Ereignis. Hermans Buch befasst sich mit dieser Phase und mein Buch ebenfalls. Denn der schwierigste Schritt ist der erste – und ohne den ersten Schritt kommt gar nichts in Gang.

Erinnern und Trauern. Dies ist der Teil, den wir Traumaerzählung nennen. Es ist die Möglichkeit, im Rahmen der eigenen Fähigkeiten die eigene Geschichte zu verarbeiten, ohne von jedem Mist getriggert zu werden. Es geht darum, dass man sich seine Geschichte zu eigen macht und sich nicht von ihr beherrschen lässt. Es geht um das Trauma in der eigenen Erinnerung und um die Gedanken und Gefühle, die mit der Erinnerung verbunden sind. Wir können uns ein Trauma als im Körper gefangene Emotionen vorstellen und auf diesem Weg scheiden wir sie aus. Dies kann gefahrlos auf alle möglichen Arten geschehen: mit einer Therapeutin, mit einem Lieblingsmenschen, in einer Selbsthilfegruppe oder sogar allein mit einem Tagebuch.

Wiederverbinden. Das ist eine schicke Umschreibung für »sich das Leben zurückholen«. Es bedeutet, dass man dem Trauma seinen Platz in der Gesamtheit des eigenen Lebens einräumt, anstatt sich in jedem Lebensaspekt davon beherrschen zu lassen. Es geht darum, einen Sinn in der Erfahrung zu finden. Ich weiß, wie schwer es sein kann, das zu begreifen. Das heißt nicht, dass die Erfahrung nicht schrecklich und beschissen war, sondern dass man Kraft aus ihr ziehen kann, dass man sie nutzen kann, um andere zu unterstützen, und dass man sich nicht von ihr vereinnahmen lassen muss. Es bedeutet auch, dass man positive Beziehungen haben kann, die durch die ganze Persönlichkeit definiert werden und nicht nur durch das Trauma. Es kann auch heißen, dass man wieder Zugang zur Spiritualität bekommt, wenn diese ein wichtiger Teil der eigenen Identität war. Es bedeutet, dass man, egal, was sonst noch passiert, immer FÜR SICH SELBST da ist. Dass man ein verdammt zäher Kämpfer ist, wie man sich ihn als Verbündeten nur wünschen kann.

Okay, ich gebe zu, das ist leichter gesagt als getan. Lass uns darüber reden, wie man anfängt.

DAS WICHTIGSTE ZUERST: SICHERN UND STABILISIEREN

Auf den folgenden Seiten findest du Übungen, die den präfrontalen Cortex aktivieren und die Übernahme des Hirnstamms außer Kraft setzen, die zur Kampf-Flucht-Erstarrungs-Reaktion führt. Wenn man den PFC anweist, sich auf etwas anderes zu konzentrieren, unterbricht man die ganze blöde und hirnfeindliche Machtübernahme.

Bruce Lipton vergleicht in seinem Buch *Intelligente Zellen. Wie Erfahrungen unsere Gene steuern* den Versuch, einen Amygdala-Putsch aufzuhalten, mit dem Anschreien des Kassettenrekorders, weil man das laufende Lied nicht mag. Er spielt doch nur die Kassette ab! Er kann doch nicht wissen, dass du die Kassette anhalten, zurückspulen oder vorspulen möchtest! Die Amygdala sendet ihre Alarmsignale und kann damit genauso wenig aufhören, wie ein Kassettenrekorder das Abspielen beenden kann, sobald die Play-Taste gedrückt ist. Nicht mal, wenn es Nickelback ist. Man kann mit der Amygdala KEINERLEI vernünftiges Gespräch führen. ALLES, was du von ihr willst, muss der PFC mit der Amygdala für dich aushandeln. Denn die Amygdala ist im Beschützermodus (oder im Terrormodus, je nachdem, wie viel Verständnis du gerade für ihren Irrsinn aufbringst) und hat das Sagen. Jetzt geht es darum, dass du dich wieder stabilisierst und ein Gefühl der Sicherheit wiederfindest. Indem du deinen PFC dazu bringst, unauffällig einzugreifen und die Kassette anzuhalten, überredest du die Amygdala dazu, sich zu beruhigen, sich verdammt noch mal hinzusetzen und die Erwachsenen wieder ihre Arbeit tun zu lassen.

Ja, man kann tatsächlich etwas anderes machen und an etwas anderes denken. Aber man muss sich selbst beibringen, wie das geht.

Die Traumareaktion hat sich ja nicht über Nacht bei dir eingeschlichen, oder? Du bist nicht eines Abends mit einem guten Gefühl ins Bett gegangen und am nächsten Morgen völlig durcheinander aufgewacht. Dein Gehirn hat seine Reaktionen auf der Grundlage von im Laufe der Zeit gesammelten Informationen aufgebaut, und deshalb wird es auch Zeit brauchen, bis du den Brainfuck loswirst.

Manche Tage werden besser sein als andere. Es kann sein, dass es dir gerade fantastisch geht und im nächsten Moment fliegt dir eine Tonne Ziegelsteine ins Gesicht. Solche Tage sind echt krass.

Nichts davon macht dich zu einer Versagerin, es bedeutet nur, dass du noch wächst. Ich sage meinen Klienten immer: »Am Ende wird wirklich alles gut. Wenn es noch nicht gut ist, heißt das, dass wir noch nicht am Ende sind.« Und wenn es ab und zu mal gut geht, können wir durchatmen, uns ausruhen und Energie für den nächsten Kampf gegen diesen bissigen Scheißköter Angst sammeln. Okay, das ist jetzt kein Fachbegriff, aber sollte eigentlich einer sein.

Die wichtigste Voraussetzung dafür, dass diese Techniken funktionieren, ist, dass du sie einübst, wenn dein Gehirn nicht im Arschlochmodus ist, und nicht versuchst, sie zu lernen, wenn du bereits völlig gestresst bist. Probierst du neue Beruhigungs- und Bewältigungstechniken dann aus, wenn du dich wohlfühlst, merkst du auch, welche davon bei dir klappen. Denn wie du weißt, ist es wirklich schwierig, die Kontrolle über das Gehirn wiederzuerlangen, wenn es einmal gekapert wurde.

Es gibt ein Sprichwort: *Amateure üben, bis sie es richtig machen – Experten üben, bis sie es nicht mehr falsch machen können.* Ich will ja nicht klingen wie ein Kühlschrankmagnet, aber die Antwort auf die Frage nach dem Weg zum Erfolg lautet nun mal: »Üben, üben, üben.« Zu zeigen, dass man etwas kann, ist einfach. Viel schwieriger ist es, so gut darin zu werden, dass es selbstverständlich wird.

Aber genau das ist es, was eine Traumareaktion umschaltet. Etwas so oft einzuüben, dass es einfach zur Gewohnheit wird. Dienstags wird Rosa getragen. Und wenn wir getriggert werden, kommen unsere ganzen Bewältigungstechniken zum Einsatz.

Übst du gute Bewältigungstechniken dann ein, wenn du gerade NICHT austickst, kannst du im Falle des Austickens leichter darauf zurückgreifen. Und hast du Menschen um dich, bei denen du dich sicher fühlst und die dich dazu anregen können, deine positiven Bewältigungstechniken anzuwenden, ist das unbezahlbar.

Natürlich ist es wahrscheinlich so, dass die Panik zum denkbar ungünstigsten Zeitpunkt ausbricht, etwa wenn man allein im Auto auf der Autobahn unterwegs ist. Daher ist es von unschätzbarem Wert, neben den komplizierteren auch eine Reihe simpler Bewältigungsstrategien zu beherrschen. Das kann ein Talisman sein (ein Stein, den man bei sich trägt), ein Mantra, das man sich aufsagt, oder die Hilfekarten aus dem Textkasten unten. Ja, die sind vielleicht seltsam, aber sie FUNKTIONIEREN so gut, dass ich die Idee einfach mal raushauen muss.

TU WAS: MACH DIR HILFEKARTEN

Das Problem mit all den im Folgenden aufgeführten Bewältigungstechniken ist, dass man sich im Eifer des Gefechts wahrscheinlich nicht an sie erinnert, zumindest nicht am Anfang. Wenn du also ein Mantra, eine erdende Übung, einen hilfreichen Fakt bezüglich Angstattacken oder irgendeine andere Aussage, Abbildung oder Verhaltensweise findest, die dir hilft, dann schreib sie auf eine Karteikarte. Loche die Karten, befestige sie an einem Schlüsselring mit Schnappverschluss, und schon hast du einen Satz Hilfekarten, die du durchblättern kannst, wenn du in Panik gerätst.

Ich weiß, das klingt total komisch. Aber viele meiner Klientinnen lieben ihre Karten über alles und benutzen sie regelmäßig. Sie erinnern den PFC daran, dass er am Steuer sitzt und in Kontakt mit der Realität bleiben muss. Es ist ein bisschen wie Käse mit extra Käsesoße, aber doppelt gemoppelt hält eben besser, wenn man das Chaos im Gehirn neu verdrahten will.

ERDUNG

Viele Leute bitten mich, ihnen *nur eine einzige Fähigkeit* beizubringen. Frischgebackene Therapeuten, Pflegeeltern und Ersthelferinnen (die keine Therapeuten sind, aber Menschen in psychischen Krisen beistehen müssen) möchten wissen: »Welche Allzweckübung gibt es, um Leuten, die schwere Zeiten durchmachen, zu helfen?« Die beste Antwort, die ich darauf habe, ist: Man muss sie dabei unterstützen, sich wieder in ihrem Körper und in der Gegenwart zu erden.

Bei einem Trigger durchlebt das Gehirn ein vergangenes Ereignis erneut, anstatt auf den gegenwärtigen Moment zu reagieren. Erdungsübungen helfen, in den Körper und in die Gegenwart zurückzukehren, anstatt die Erinnerungen erneut durchzumachen. Erdung ist eine der besten Bewältigungstechniken bei emotionalem Schmerz, denn sie ermöglicht es, in der Gegenwart zu bleiben und sich bewusst zu machen, dass der Schmerz eigentlich in der Erinnerung begründet ist und nicht die Macht hat, in der Gegenwart Schaden anzurichten. Ich höre immer wieder von Leuten, dass sie diese Technik bis zum Abwinken anwenden.

Manche Leute wollen ihre Geschichte nicht auseinanderklamüsern und ihr Trauma nicht verarbeiten. Das ist auch in Ordnung so. Aber alle möchten irgendwie mit all dem Scheiß zurechtkommen, der bei einer Traumareaktion hochkommt. Erdung hilft da sehr. Ganz im Ernst. Es ist der beste Weg, um zu sagen: *Hey, Amygdala, geh mal vom Gas, Alte.*

MENTALE ERDUNG

Mentale Erdungstechniken sollen dich im gegenwärtigen Moment halten, indem sie deinen Blick auf die aktuelle Situation und Umgebung richten. Dazu nutzt du Mantras oder selbst erstellte Listen. Und ja, du darfst diese laut aufsagen, dir selbst oder jemand anderem. Wenn du im Bus sitzt und keine Aufmerksamkeit erregen willst, kannst du die Liste im Geiste durchgehen oder leise murmeln. So, wie es eben passt. (Wenn du Kopfhörer aufhast, denken alle, du singst zur Musik mit, und nicht, dass du Selbstgespräche führst.)

Du kannst zum Beispiel alle Farben im Raum beschreiben oder einen Gegenstand, den du in der Hand hältst.

Oder du wiederholst immer wieder einen Sicherheit vermittelnden Satz. Ein sehr schöner, den ich kürzlich gehört habe, lautet: »FICK DICH, AMYGDALA!« Er funktioniert bei der betreffenden Person offenbar wunderbar.

Manche Menschen spielen im Kopf eine Art Spiel, indem sie alle ihre Lieblingsfilme oder -bücher aufzählen, oder sie fokussieren ihre Konzentration auf andere Art. Andere gehen ihren Terminplan durch, entweder in Gedanken oder laut. Oder sie stellen sich die einzelnen Schritte vor, die eine bestimmte Tätigkeit erfordert. Mit all diesen Tricks zur mentalen Erdung erinnert man das Gehirn daran, wo man sich gerade befindet und dass man mehr Kontrolle über die Vorgänge im Innern hat, als einem bewusst ist, wenn der Alarmknopf gedrückt wird.

KÖRPERLICHE ERDUNG

Als kleine Kinder sind wir immer ganz in unserem Körper und in unseren Erfahrungen. Erst wenn wir älter werden, merken wir, dass unser Körper an einem Ort sein kann, während unsere Gedanken an einem anderen Ort sind. Das ist toll, wenn der Körper im Matheunterricht und das Gehirn auf dem Spielplatz ist. Aber je älter wir werden, desto problematischer wird es. Hast du dich schon einmal dabei ertappt, dass du zu Hause ankamst und dich an nichts mehr erinnern konntest, was auf dem Heimweg passiert ist? Techniken zur körperlichen Erdung können uns bewusst machen, dass wir uns in unserem Körper befinden und dass wir für dieses Gefühl zuständig sind.

Zur körperlichen Erdung gehört auch die bewusste, achtsame Atmung. Nimm dazu einfach die Atmung wahr, das Ein- und Ausatmen. Wenn du dich dabei ertappst, dass deine Gedanken davon abschweifen, richtest du deine Aufmerksamkeit wieder auf den Atem. Du kannst versuchen, im Gehen jeden deiner Schritte deutlich wahrzunehmen. Solltest du feststellen, dass du beim Gehen immer noch grübelst, kannst du einen Teelöffel mit Wasser vor dir hertragen und versuchen, keinen Tropfen davon zu verschütten.

Berühre Gegenstände in deiner Umgebung.

Manchmal wirken bestimmte Sinneseindrücke besonders beruhigend. Sie werden in der Regel Menschen empfohlen, die neurologisch abweichend reagieren (Menschen mit autistischen Störungen zum Beispiel), aber sie können durchaus auch allen helfen. Das können Dinge sein wie:

- ein Wattebausch mit Lavendelöl, der in einem luftdichten Behälter aufbewahrt wird. Du öffnest den Deckel und schnupperst hinein, um eine beruhigende Reaktion auszulösen
- etwas zum Kauen (Kaugummi, Dörrfleisch)
- Knete, die du bearbeiten kannst
- Fläschchen mit Glitter, die du schütteln kannst

- ein Talisman in der Tasche, etwa ein geschliffener Stein oder ein Gegenstand mit spiritueller Bedeutung
- Ein Ring, den du am Finger drehen kannst

Hüpfe auf und ab.

Achte darauf, wenn die Füße den Boden berühren. Zieh die Schuhe aus und spüre den Boden unter dir.

Iss langsam und achte auf alle Geschmacksnoten und Texturen. Weintrauben oder Rosinen eignen sich gut dafür. Weißt du was? Selbst Leute, die keine Rosinen mögen (und hier hebe ich die Hand), stören sich nicht an ihnen, wenn sie sie für diese Übung verwenden.

Falls du Berührungen magst, soll dir eine Person deines Vertrauens die Hände auf die Schultern legen und dich sanft daran erinnern, im Körper zu bleiben.

Solange eine Berührung die Situation nicht verschlimmert, kannst du auch einfach jemanden umarmen. Lass dich massieren. Kuschle mit deinem Lieblingsmenschen. Berühren und berührt werden setzt Oxytocin frei. Körperkontakt ist auch gut für das Herz und das Immunsystem. Also tu es!

BERUHIGENDE ERDUNG

Beruhigende Erdung ist im Wesentlichen Selbstmitgefühl und Selbstfürsorge in einer schwierigen Situation. Denk an irgendetwas, das dir guttut. Stell dir etwas vor, das dir Freude bereitet, zum Beispiel Strand oder Sonnenuntergang. Sonnenuntergang am Strand? Da bin ich dabei.

Denk an einen sicheren Ort und stell dir vor, wie du von dieser Sicherheit umhüllt bist.

Plane eine Unternehmung in naher Zukunft, auf die du dich

freuen kannst, beispielsweise Törtchen essen in der Lieblingskonditorei, ein heißes Bad, einen schon 100 Mal gesehenen und immer noch geliebten Film, Fußballgucken mit Erdnussflips oder ein Spaziergang im Lieblingspark.

Trage Fotos von Menschen und Orten bei dir, die dir wichtig sind, und betrachte diese Bilder.

Mit all diesen verschiedenen Formen der Erdung kannst du spielen und diejenigen weiterentwickeln, die dir in den schlimmsten Phasen am besten helfen. Wenn du Lust hast, mehr in dieser Richtung an dir zu arbeiten, solltest du dir auch die Leseempfehlungen am Ende dieses Buches ansehen.

Doch das Wichtigste? Du hast es voll drauf. Dein Gehirn hat seine Aufgabe erfüllt und dich beschützt, und jetzt bist du bereit, die Zügel wieder in die Hand zu nehmen und im Leben voranzukommen. Und das ist doch großartig, oder?

SICH BEI DER ERDUNG HELFEN LASSEN

Wenn du eine Person hast, die dich bei diesem Prozess unterstützen kann, solltest du sie einbeziehen und sie bitten, dich durch deine Erdungsarbeit zu begleiten.

Liest du dieses Buch, um jemandem zu helfen, der sich mit neuen Bewältigungstechniken schwertut, kannst du versuchen, diese Übungen behutsam vorzuschlagen oder sogar vorzuleben, ohne dass du sagst: »So, jetzt helfe ich dir und deinem kaputten Gehirn.« Ich würde zum Beispiel einige Duftlampen mit ätherischen Ölen im Büro aufstellen und dazu anregen, den Geruch bewusst wahrzunehmen. Da ich gerne und oft barfuß laufe, würde ich über das Gefühl sprechen, wenn ich meine Füße unmittelbar auf dem Boden spüre. Vielleicht erwähne ich auch ganz nebenbei die Farben der Wände, die Beschaffenheit der

Zimmerdecke, die sinnlichen Spielmaterialien, die wir für Kinder bereithalten und die auch alle Erwachsenen lieben.

Merke ich, dass bei einer Freundin oder einem Familienmitglied, das mir nahe genug steht, um auch im getriggerten Zustand Berührung zuzulassen, Panik aufkommt, lege ich vielleicht meine Hände auf ihre oder seine Schultern und übe sanften Druck aus, während ich über meine Wahrnehmungen spreche.

Viele Therapeutinnen verwenden heutzutage sensorische Hilfsmittel, die unsere Kollegen aus der Ergotherapie schon seit Jahrzehnten kennen. Kleine Gewichtsdecken, die gerade so groß und schwer sind, dass man sie auf den Schoß, die Füße oder um den Hals legen kann, können ebenfalls sehr hilfreich sein.

ACHTSAMKEITSMEDITATION

Okay, lass uns erst mal eine Begriffsbestimmung vornehmen, denn oft werden *Achtsamkeit* und *Meditation* als Synonyme verwendet. Oder vielleicht nicht synonym, aber dennoch irgendwie unklar und verwirrend. Eigentlich bedeuten beide Begriffe etwas anderes und können auch ziemlich gut definiert werden.

Bei der **Meditation** nimmt man sich absichtlich Zeit für etwas, das einem guttut. Es gibt viele Arten von Meditationen (Gebet, Bewegung, Kunst usw.).

Achtsamkeit ist ein allgemeines Gewahrsein der Welt (das Wahrnehmen der eigenen Existenz und der Existenz von allem anderen um einen herum) UND eine eigene Meditationsweise. Es sind also zwei Dinge.

Man kann meditieren, ohne besonders achtsam zu sein, und man kann achtsam sein, ohne zu meditieren. Aber Meditation und Achtsamkeit überschneiden sich, wenn wir Achtsamkeitsmeditation praktizieren. Dabei nehmen wir uns nämlich Zeit dafür, uns gezielt auf unsere Wahrnehmung der Welt zu konzentrieren – was auch die Vorgänge im Bewusstsein selbst einschließt.

Ich habe einige meiner Lieblingsbücher zu diesem Thema in die Liste der Lektüreempfehlungen aufgenommen. Es gibt Leute, die auf diesem Gebiet viel klüger sind als ich. Hier teile ich dir nur einige Grundregeln mit, damit du anfangen kannst.

Sitze aufrecht. *Wenn du das ohne Rückenstütze schaffst, zum Beispiel auf dem Boden auf einem Sitzkissen, dann Gratulation. Brauchst du dazu einen Stuhl mit gerader Rückenlehne, hol dir einen. Wenn du überhaupt nicht sitzen kannst, ist das auch in Ordnung. Begib dich in die Position, die für dich am bequemsten ist. Dass Sitzen grundsätzlich besser ist als Liegen, hat nur den Grund, dass man wach bleiben und nicht einschlafen sollte. Wichtig ist aber auch, keine unangenehmen Schmerzen zu spüren, also mach dir da keinen Stress.*

Lass den Blick unscharf werden. *Die Augen bleiben zwar offen, sie schauen aber, ohne zu sehen. Du weißt schon, was ich meine. Bleib visuell abwesend, denn das, worauf du wirklich achten sollst, ist in deinem Innern.*

Atme ein und aus. *Konzentriere dich auf den Atem. Wenn du das noch nie gemacht hast, wird es ungewohnt und schwierig sein. Aber auch wenn du es schon zig Mal gemacht hast, ist die Wahrscheinlichkeit groß, dass es immer noch ungewohnt und schwierig bleibt.*

Wenn du dich dabei ertappst, dass du dich ablenken lässt, dann sieh das als »Denken« und konzentriere dich wieder auf den Atem. Denken ist kein Fehler, es passiert einfach. Es zu bemerken und die Aufmerksamkeit wieder auf den gegenwärtigen Moment zu richten, darum geht es. Du kannst also nur gewinnen.

Viele Menschen fühlen sich während der Meditation nicht gut. Denn sie finden, dass sie schlecht darin sind, weil sie ständig durch herumwirbelnde Gedanken abgelenkt werden. Das ist aber nicht schlimm. Dein Gehirn versucht verzweifelt, eine Geschichte zu erzählen. Alle möglichen ablenkenden Dinge werden auftauchen. Du wirst darüber nachdenken, was du zum Abendessen kochen willst. Oder über ein Gespräch, das du bei der Arbeit hattest. Oder darüber, ob du dieses Wochenende neue Turnschuhe kaufen oder ins Kino gehen solltest.

Denn das Gehirn liebt es, Geschichten zu erzählen, schon vergessen? Und da du nicht durch äußere Ereignisse abgelenkt wirst, werden im Standardmodus alle möglichen Geschichten ausgepackt. Da setzt die Achtsamkeitsmeditation ein: Forschungen zufolge unterbricht sie den standardmäßig ablaufenden Erzählfluss. Früher ging man dagegen davon aus, dass dies nur durch Ablenkung durch Ereignisse und Reize von außen erreicht werden könne.

Ich möchte auch gar nicht so tun, als wäre das einfach hinzukriegen, wenn man aufgedreht ist. Aber es ist wichtig, es zumindest zu versuchen. Denn zu einer Panikattacke gehören auch die Geschichten, die unser Gehirn uns über die Attacke selbst erzählt. Und das sind in der Regel keine schönen Geschichten. Die chemischen Stoffe, die während einer Angst- oder Panikattacke freigesetzt werden, sorgen dafür, dass sich die Atmung beschleunigt und das Herz rast. Dementsprechend geht das Gehirn davon aus, dass ein Herzanfall oder Atemstillstand droht. Das geschieht natürlich nicht. Wenn bei dir solche Gedanken hochkommen, solltest du dir bewusst machen, dass es sich um eine biochemische Reaktion handelt, aber keine reale Gefahr darstellt.

Atme einfach weiter. Das fortgesetzte bewusste Atmen und Lösen von Anspannungen werden den Herzschlag wieder verlangsamen und dazu beitragen, dass mehr Sauerstoff fließt. Atmen schafft buchstäblich ein chemisches Gegengewicht. Bei der Meditation werden lauter chemische Stoffe freigesetzt, die dem Brainfuck entgegenwirken: Dopamin, Serotonin, Oxytocin UND Endorphine. Und es ist billiger als Crossfit. Die Buddhisten machen das nicht umsonst seit 6000 Jahren.

Behandle körperliche Reaktionen wie jeden anderen Gedanken. Häufig juckt es einen plötzlich. Wenn du ein Jucken verspürst, dann bezeichne es dreimal als *Denken*, bevor du dem Drang zu kratzen nachgibst. Du wirst dich wundern, wie oft dein Gehirn irgendetwas erfindet, auf das du dich konzentrieren sollst. Als ich mit Meditation anfing, begann immer meine Nase zu laufen. Meine Meditationslehrerin erkannte mein großartiges Talent zur Selbstablenkung und hielt bald neben ihrem Kissen Taschentücher für mich bereit. Ich durfte nicht aufstehen, bekam ein Taschentuch und widmete mich dann wieder meiner Atmung. Spürst du echte Schmerzen, darfst du diese natürlich nicht ignorieren. Verändere deine Position, damit du dich wohlfühlst, und spiele nicht die Heldin.

Wirst du von einer Person unterstützt, kann sie dich zur Achtsamkeit anregen, indem sie etwa sagt: »Hey, was geht dir gerade durch den Kopf?« Bei der progressiven Entspannung kann sie dir folgendermaßen helfen: »Okay, fangen wir mit deinen Händen an. Sie sind wirklich verkrampft, kannst du die Finger abspreizen, anstatt die Hände zu ballen?« Manchmal ist Meditation leichter umzusetzen, wenn man sie mit jemand anderem ausübt. So spürst du die Unterstützung und bleibst eher auf Kurs.

GEBET

Wir haben Achtsamkeitsmeditation schon definiert, richtig? Meditation ist nichts anderes als *Zuhören*. Bei der Meditation kommen wir so weit zur Ruhe, dass wir hören können, was in uns vorgeht. Unser Verstand ist ein Meister darin, endlose Mengen an Geschwätz zu erzeugen, das wir oft erwidern, ohne vorher zuzuhören. Meditation ist die Bereitschaft, sich selbst zuzuhören, bevor man spricht.

Was hat das mit Beten zu tun? Vielleicht rollst du jetzt mit den Augen, ich weiß. *Beten? Ich bin echt gar nicht religiös.* Aber was wir in unserer Kultur als Gebet bezeichnen, ist einfach nur Reden. Wir reden mit uns selbst oder mit etwas Größerem als uns selbst über unsere Wünsche, Bedürfnisse, Sehnsüchte und Absichten. Erinnerst du dich an das Erzählhirn? Beten ist ein natürlicher Mechanismus des Erzählhirns. Wenn wir auf diese Weise über unsere Situation reden, kann das viel mehr bewirken als ein Gespräch mit einem Freund, einem Familienmitglied oder einem Therapeuten. Es ist eine erdende Erfahrung, die uns unsere Gedanken, Gefühle und Verhaltensweisen bewusster macht. Das ist es, was dabei vor sich geht. Das ist es, was ich will. Das ist die Unterstützung, die ich brauche.

MUSIK

Wer mag schon keine Musik? Wahrscheinlich die gleichen Leute, die den Geruch von selbst gebackenem Brot hassen und flauschige Faultierbabys nicht niedlich finden.

Weißt du, wie viel Zeit wir jeden Tag damit verbringen, Musik zu hören? Etwa VIER STUNDEN. Musik ist eine Urgewalt. Wissenschaftler haben kürzlich nachgewiesen, dass wir bestimmte Neuronen im Gehirn haben, die nur auf Musik achten und alle anderen akustischen Reize ignorieren. Wir haben also ein Musikzimmer im Kopf. Und vielleicht gab es Musik schon vor der Sprache. Womöglich hat sich die Sprache überhaupt erst entwickelt, um unsere Musik zu begleiten ... Und schau dir nur an, wie stark unsere frühe Architektur auf unser Bedürfnis nach Musik ausgerichtet war. In allen Kulturen wurden Plätze, an denen Anbetung stattfand, so gestaltet, dass auch dem Bedürfnis nach gemeinschaftlichem Musizieren Rechnung getragen wurde.

Musik ist Natur und Kultur zugleich.

Wir alle nutzen Musik auf unterschiedliche Weise. Manche hören beruhigende Musik, wenn es ihnen schlecht geht. Andere brauchen laute, wilde Töne, die zu dem passen, was gerade in ihnen vorgeht. Wieder andere wünschen sich beschwingte Melodien, die in die Beine gehen, damit sie ihren *Let's-Dance*-Moment erleben können.

Ich bin mit alten Bluesschallplatten aufgewachsen, während die anderen weniger verrückten Kinder noch die *Sesamstraße* guckten. Und jetzt rate mal, was mich am meisten beruhigt? Alte Bluesschallplatten. Wenn ich einen Muntermacher brauche, höre ich gerne die Musik, zu der ich Sport mache. Sie hat einen Rhythmus, den ich mit körperlicher Bewegung verbinde.

Ich nutze sie, um beim Putzen zu tanzen oder als Einstimmung während der Autofahrt zu einer Veranstaltung.

Was funktioniert bei dir?

Musik bei sich zu haben, die das Gehirn in einen entspannten Zustand versetzt oder mit Energie auflädt, ohne in Panik zu kippen, kann sehr hilfreich sein. Und gerade jetzt, da wir wirklich alle, einschließlich der Faultierbabys, Smartphones haben, auf denen sich eine Playlist speichern lässt, ist das auch kein Problem. Stell dir also ein paar geeignete Playlists zusammen. Überleg dir, welche Lieder du magst. Welches ist dein Kampflied? Deine persönliche Hymne? Welche Lieder spiegeln deine beste Seite wider? Welche erinnern dich daran, dass das Leben lebenswert ist? Halte die Lieder für den Fall bereit, dass du sie brauchst.

ÜBUNGEN ZUM SELBSTMITGEFÜHL

Selbstmitgefühl ist das genaue Gegenteil von Selbstwertgefühl. Selbstwertgefühl kommt von außen. Gute Note in der Klassenarbeit? Großartig für das Selbstwertgefühl. Klassenarbeit komplett verkackt? Das Selbstwertgefühl ist im Eimer.

Selbstmitgefühl heißt, zu sich selbst so nett zu sein, wie man es zur besten Freundin wäre. Es bedeutet, die eigene Unvollkommenheit als Mensch bewusst anzuerkennen. Das heißt nicht, dass man sich von Dingen freispricht, die man vermasselt hat, und es ist keine Entschuldigung für Arschlochverhalten. Tatsächlich wollen Menschen, die sich selbst gegenüber mitfühlend sind, auch eher bessere Menschen sein, weil sie finden, dass sie die Mühe wert sind.

Behandle dich selbst mit Freundlichkeit, Verständnis und Selbstachtung. Frage dich: Was wäre, wenn das meinem besten Freund passiert wäre? Was würde der Buddha jetzt zu mir sagen?

Erstaunliches passiert, wenn ich Leuten Techniken des Selbstmitgefühls beibringe, wie sie Kristin Neff und Christopher Germer empfehlen (siehe Leseempfehlungen). Das erste Mal habe ich das erlebt, als ich einige Therapeutinnen und Therapeuten unterrichtete, die an ihrer Promotion arbeiteten. Eine davon war auch schon Ärztin. Du kannst dir das sicher vorstellen: Es waren lauter richtig starke, ehrgeizige, leistungsorientierte Menschen.

Ich bat sie, die Hand aufs Herz zu legen und daran zu denken, dass sie auch immer wieder Leid erfahren. Dass dieses Leid ein Teil des menschlichen Daseins ist. Und ich bat sie, sich die Erlaubnis zu geben, freundlich zu sich selbst zu sein und sich die eigenen Unvollkommenheiten zu verzeihen.

Die oben erwähnte Dr. Dr. med. Super-über-Therapeutin machte die Übung mit, und ihr liefen die Tränen übers Gesicht. Diese Frau, zu der ich voller Bewunderung aufblickte, hatte nie lange genug innegehalten, um sich selbst das gleiche Maß an Mitgefühl zu schenken, das sie den Menschen entgegenbrachte, mit denen sie arbeitete.

Probier es selbst aus:

Leg die Hand aufs Herz und äußere deine Leiderfahrung. Erinnere dich daran, dass Leid ein Teil des Menschseins ist. Mach dir bewusst, dass dir Freundlichkeit und Vergebung zustehen und dass du am besten selbst damit anfängst.

MANTRAS UND POSITIVE AFFIRMATIONEN

Kommst du dir dabei albern vor? Für mich haben positive Affirmationen immer etwas Kitschiges, aber ich habe auch festgestellt, dass sie FUNKTIONIEREN. Und denk einfach daran, dass du damit das negative Gequassel der Amygdala übertönen kannst.

Ja, ich weiß, dass du gerade ausflippst. Das geht vorbei, du wirst dich bald besser fühlen. Atme weiter.

Du hast das im Griff. Auch wenn es sich nicht so anfühlt. Aber deine Erfolgsquote beim Durchstehen von ernsthaftem Mist liegt bei 100 Prozent. Dieses Mal wird es auch nicht anders sein.

Weißt du, was scheiße ist? Das hier gerade. Weißt du, was hilft? Dass das hier gerade nicht von Dauer ist. Und dafür, dass du heute durchgehalten hast, hast du dir eindeutig einen Keks verdient.

Deine Affirmationen kannst du dir auf die Hilfekarten schreiben, falls du welche benutzt. Und bei dem Thema kannst du dir auf jeden Fall Unterstützung holen. Lass andere wissen, welche Mantras du verwendest, damit sie dich daran erinnern können, wenn du Probleme hast.

SPORT

Ich weiß, ich weiß ... Scheiß auf Crossfit und die Spinat-Smoothies. Aber Sport setzt Endorphine frei. Endorphine schnell erklärt? Endorphine haben krasse Ninja-Skills: Sie blockieren unsere Schmerzwahrnehmung und verstärken positive Gefühle, was beides der Stressreaktion entgegenwirkt. Kennst du so superfitte Leute, die behaupten, sie würden vom Laufen high werden? Die lügen leider gar nicht. Vielleicht sind sie ja mutiert, aber sie sagen absolut die Wahrheit.

Es ist völlig in Ordnung, wenn du eine Form von Bewegung wählst, die dir entgegenkommt. Ich bin kein Fan von Schwitzen und körperlicher Anstrengung im Namen der Gesundheit. Aber da meine Ärztin findet, dass ein Griff vom Stuhl aus nach der Keksdose nicht als Sit-up zählt, muss ich IRGENDWAS tun. Ich gehe gerne schwimmen, spazieren und wandern. Das ist für mich viel entspannender und meditativer als Mannschaftssportarten (aber wenn das dein Ding ist, dann mach das!). Noch besser ist es, wenn ich mit meiner besten Freundin wandern gehe. So treiben wir Sport und können dabei noch über alle lästern, die wir kennen.

Such dir etwas, das dich nicht nervt. Es kann so intensiv oder sanft sein, wie du willst, aber probiere es aus. Die meisten Fitnessstudios bieten Probestunden oder Probewochen an, also versuch es einfach. Ich hatte eine Klientin, die sich bei einem kostenlosen Workshop in den Boxsport verliebt hat. Dadurch hatte sie ein tolles Fitnesstraining UND das Gefühl, mehr Macht über ihr Leben zu haben.

DRAUSSEN SEIN

Manchmal fühlt es sich so an, als ob jede Handlung einfach zu viel ist. In der Vertikalen zu bleiben, ist da schon schwierig genug. Da hilft auch keine Meditation, kein Sport oder sonstiger Quatsch.

Wenn du gar nichts mit dir anfangen kannst, dann begib dich wenigstens in die Sonne. Und sei es nur, um auf einer Bank zu sitzen und den Nachmittagskaffee zu trinken oder so. Sonnenlicht erhöht die Produktion von Vitamin D und Serotonin. Beides gibt dir einen kleinen chemischen Schubs, ohne dass du eine Pille schlucken musst. Außerdem ist es schwer, in der Sonne zu dösen und sich gleichzeitig komplett im Arsch zu fühlen. Glaub mir, ich habe es versucht. Normalerweise geht es mir trotz allem besser.

Wenn du an einem eher sonnenarmen Ort lebst, solltest du vielleicht in eine Tageslichtlampe investieren, die du an deinem Arbeitsplatz aufstellst. Als mein Bruder Texas verließ, um an der Ostküste zu studieren, hatte er bald eine saisonal-affektive Störung (sprich: Winterdepression) am Hals. Er bekam einfach nicht genug Sonnenlicht ab, um seinen unterschwelligen Blues zu bekämpfen. Die Lampe half ihm da sehr.

WENN DU BEREIT BIST: ERINNERN UND TRAUERN

Sobald du eine Reihe von Fähigkeiten beherrschst, mit denen du die Reaktionen, die dich im Griff haben, in den Griff bekommst, kannst du damit beginnen, deine Geschichte aufzuarbeiten.

Der Teil mit den Bewältigungstechniken ist wirklich verdammt wichtig. Viele Leute fühlen sich dazu gedrängt, über ihr Inneres zu sprechen, ohne dass sie sich dabei sicher fühlen können. Das ist dann übelst triggernd und führt zur Retraumatisierung.

Die folgenden Techniken solltest du also nur anwenden, wenn du dazu bereit bist, wenn das Erzählen deiner Geschichte dir weiterhilft und wenn du jemanden hast, der dir bei dieser Erfahrung beistehen kann.

SCHREIBEN ODER TAGEBUCH FÜHREN

Schreiben kann ein guter Ansatz sein, um deine Geschichte zu erzählen, vor allem wenn du dir dafür Zeit nimmst und langsam und bedächtig vorgehst. Dabei können Dinge zum Vorschein kommen, von denen du gar nicht wusstest, dass es sie gibt oder dass du sie äußern musst. Einige Ideen für den Anfang:

- Verwende ein Arbeitsbuch, das spezielle, zu deiner Situation passende Schreibanregungen enthält. Lass dich in einer Buchhandlung beraten oder geh im Internet auf die Suche, welches Buch für dich infrage kommt. Einige meiner Klientinnen füllen zwischen unseren Terminen die für sie geeigneten Schreibübungen aus und wir gehen dann gemeinsam durch, was sie geschrieben haben.
- Schreibe Briefe an andere. Keine Briefe, die du tatsächlich abschickst, sondern Texte, die ausdrücken, was du jemandem sagen würdest, wenn du könntest. Das kann jemand sein, der dich verletzt hat. Oder jemand, der dich liebt, aber nicht versteht, womit du zu kämpfen hast. Indem du herausfindest, was du genau sagen willst, kannst du deine eigene Situation besser verstehen. Und womöglich kommst du dadurch mit diesen Menschen wieder ins Gespräch.
- Schreibe einen Brief an dein zukünftiges Ich. Beschreibe, was du tun musst, um in Zukunft so gesund wie nur möglich zu sein. Zähle alles auf, was du dafür noch machen und bewältigen musst – und zwar so, als ob du es bereits getan hättest. Was du dabei herausfindest, wird dich vielleicht überraschen.

DIE GESCHICHTE ERZÄHLEN

Deine Geschichte zu erzählen, bedeutet einfach, dass du über dein Trauma sprichst und über andere Dinge, die dein Leben beeinflusst haben, und zwar so, wie du dich daran erinnerst und es wahrnimmst. Dabei geht es nicht um die buchstäbliche Wahrheit, sondern um die Geschichte, die du mit dir herumträgst und die dich schon so lange geprägt hat.

Wir haben schon darüber gesprochen, dass unser Gehirn ein Erzählhirn ist. Wenn wir eine neue Geschichte schaffen wollen, müssen wir zuerst die Geschichte verstehen, die uns gerade bestimmt. Manchmal überrascht uns die Geschichte am Ende. Wir sind uns der ganzen hasserfüllten Dinge, die wir uns selbst erzählen, meist gar nicht bewusst, ehe wir sie laut aussprechen.

Ein großer Teil der Traumatherapie besteht darin, Menschen auf dieses Erzählen vorzubereiten. Aber viele sind auch in der Lage, dies mit der Hilfe von Freunden, Angehörigen oder anderen nahestehenden Personen zu schaffen. Eine Gruppentherapie kann zwar sehr hilfreich sein, ist aber wahrscheinlich nicht der richtige Ort, um alle Einzelheiten der Geschichte wiederzugeben, denn das könnte für die anderen Teilnehmenden ein triggerndes Erlebnis sein. Als ich noch mit Gruppen gearbeitet habe, haben wir traumatische Ereignisse benannt (z. B. »als die Vergewaltigung geschah«), wenn wir die damit verbundenen Probleme besprachen, aber in der Gruppe nie über die Einzelheiten des Ereignisses selbst geredet.

Die eigentliche Arbeit an deiner Geschichte beginnt in der Regel im Rahmen einer Therapie, denn wir Therapeutinnen sind in der Lage, Raum dafür zu schaffen und all die hochkommenden starken Gefühle zuzulassen, ohne zu urteilen, zu korrigieren oder uns selbst zu triggern. Falls du ein solches Gespräch stattdessen mit einem Freund, einem Familienmitglied oder einem anderen geliebten Menschen führen möchtest, musst du bedenken, dass diese Person vielleicht gerade ihre eigenen Probleme durchmacht. Es kann gut sein, dass sie gar nicht damit umgehen kann, deine Schwierigkeiten mitzubekommen, und das ist auch völlig in Ordnung. Womöglich glaubt sie sogar, dass sie es kann, plötzlich merkt sie aber, dass dadurch etwas in ihr ausgelöst wird. Bevor ihr anfangt, solltest du daher deinem Gegenüber die Erlaubnis geben, jederzeit abzubrechen. Oft erzählen Menschen ihre Geschichte zuerst einem Therapeuten und holen dann eine geliebte Person dazu, um ihr die Geschichte erneut zu erzählen, wobei der Therapeut anwesend ist, um den Prozess zu begleiten.

REFRAMING

Beim Erzählen der Geschichte in einer zusammenhängenden Form merkt man oft, welche Teile keinen Sinn ergeben. Manchmal sieht man Dinge plötzlich anders. Vielleicht stellst du fest, dass mehr passiert ist als auf dem Video, das du immer wieder im Kopf abspielst. Dadurch werden schreckliche Erfahrungen nicht weniger schrecklich, aber es kann dazu beitragen, darin einen Sinn zu erkennen und auf Vergebung hinzuarbeiten.

Erinnerst du dich an all die hirnwissenschaftlichen Erkenntnisse darüber, dass erst eine emotionale Reaktion kommt und dann die Geschichte, die diese Reaktion begründen soll? Mit das Beste, was du tun kannst, um da ranzukommen, ist, dass du darüber nachdenkst, wie du denkst.

Das ist der Trick dabei: Gehirne wandeln sich ständig, und wir können diese Wandlung gestalten. Ja, Traumata verändern unsere genetische Struktur, aber wir können sie auch wieder zurückverändern. Lebenserfahrungen formen unsere DNA von Augenblick zu Augenblick neu. Das Thema Epigenetik wäre

Stoff für ein weiteres dickes Buch, aber was du wissen musst, ist, dass wir nicht in einem Gefängnis aus vergangenen Erfahrungen feststecken.

1. Denke über die Geschichte nach, die du dir und anderen erzählst. Überprüfe die Geschichte, die du in der obigen Übung erzählt hast. Welche Aspekte fehlen womöglich? Was muss noch ergänzt werden?
2. Inwiefern handelt die Geschichte von deinem Überleben?
3. Wer sind die Guten? Welches sind die sorgenden und helfenden Figuren? Was haben sie getan und wie haben sie es getan?
4. Was ist mit dem, was du getan hast und worauf du nicht stolz bist? Inwiefern waren diese Handlungen zu dem Zeitpunkt die beste Entscheidung, die du für dich selbst treffen konntest? Welche Lehren hast du daraus gezogen, die du in Zukunft nutzen kannst?

ZURÜCK AUF NULL: WIEDERVERBINDUNG

Wiederverbindung bedeutet, dass wir wieder mit uns selbst und der Welt um uns herum in Verbindung treten. So nehmen wir erneut Kontakt auf, schließen Frieden mit unserem Gehirn und führen ein erfülltes Leben. Dieser Teil kann schwierig sein, weil wir so oft dazu gedrängt werden, ihn anzugehen, bevor wir dafür bereit sind – bevor wir uns sicher fühlen. Und dann funktioniert es natürlich nicht. Wenn dir deine »Wiederverbindung« von anderen aufgezwungen wird, wird sie zu einer neuen, anderen Form des Traumas, weil dir – schon wieder – die Macht genommen wird.

Deshalb: Du fängst damit an, wenn DU bereit bist. Und ja, es kann sein, dass du dich ein wenig anstrengen musst. Aber jetzt hast du die nötigen Grundlagen und Kenntnisse, um dir selbst bewusst zu machen, dass du in Sicherheit bist.

Du schaffst das.

DER SINN IN DEINER GESCHICHTE

Die gesündesten Menschen sind die, die im Chaos einen Sinn finden. Die in wirklich jedem Haufen Scheiße ein Pony mit Schleife drum herum entdecken können.

Man kann schreckliche Geschehnisse nicht dadurch weniger furchtbar machen, dass man sagt: »Ach, das war Gottes Wille, das sollte mir eben eine Lehre sein.« Denn wenn Gott einen etwas hätte lehren wollen, hätte er das auf viel einfachere Weise erreichen können, da bin ich mir ziemlich sicher. Aber wir können durch das Schreckliche, das uns widerfährt, Fähigkeiten wie Resilienz und Widerstandskraft lernen. Schlimmes kann uns zu besseren, stärkeren, mitfühlenderen und offeneren Menschen machen.

1. **Aus deiner Vergangenheit lernen**: Die Vergangenheit ist deine Lernerfahrung, nicht die gefestigte Routine, in der sich dein Hirn eingerichtet hat. Was hast du gelernt, das du beibehalten möchtest? Was hast du über dich selbst und deine Fähigkeit, zu überleben und zu gesunden, gelernt? Was kannst du loslassen, um besser weitermachen zu können?
2. **Von deiner Zukunft lernen**: Du weißt, wo du hinwillst und was für ein Mensch du sein willst. Frage dieses zukünftige

Ich, was du jetzt tun musst, um dorthin zu gelangen. Bitte es, dir seine Erfolgsgeheimnisse zu verraten.

3. **Beides in die Gegenwart holen**: Sei dir weiterhin bewusst, was und wie du denkst. Was an Vergangenem trägst du in dir? Was an Zukünftigem? Was von dem, das du durchgemacht hast, kann für andere nützlich sein? Was kannst du an Einfühlungsvermögen und Unterstützung weitergeben? Wie kannst du anderen helfen, nicht allein zu sein? Wie kannst du dich für Veränderungen in der Gemeinschaft einsetzen?

VERGEBUNG FINDEN

Vergebung ist ein ernster, tiefer und mächtiger Zauber. Viele Leute glauben, Vergebung bedeute, dass man denen verzeiht, die einen verletzt haben. Und das ist sicher wahr. Aber meiner Erfahrung nach fällt es Menschen vor allem schwer, SICH SELBST zu vergeben.

Der Mensch, auf den du am wütendsten bist und für den du dich am meisten schämst, bist DU SELBST. Und diese Bürde hast du jahrelang mit dir herumgetragen. Dir bewusst zu machen, dass du mit den Informationen und Fähigkeiten, die du damals hattest, das Bestmögliche getan hast, ist enorm wichtig. Und dir zu vergegenwärtigen, dass die Leute, die dich verletzt haben, ebenfalls kaputt und verkorkst sind, ist fast ebenso wichtig.

Thich Nhat Hanh ist ein bekannter vietnamesischer Zen-Mönch und Lehrer. Martin Luther King Jr. nannte ihn einen »Apostel des Friedens und der Gewaltlosigkeit« und schlug ihn für den Friedensnobelpreis vor.

Thich Nhat Hanh erlebte als Kind einen sehr gewalttätigen Vater. Er erzählt, dass er sich seinen Vater als dreijährigen Jungen vorstellt, ehe ihn die Welt zu dem wütenden Mann gemacht hat, der er später war. Und er erzählt, dass er sich vorstellt, wie er selbst als dreijähriger Junge vor seinem Vater steht. Sein dreijähriges Ich lächelt seinen dreijährigen Vater an, und der lächelt zurück.

Er bezeichnet das nicht als Vergebungsübung, aber es ist auf jeden Fall eine. Erinnerst du dich an das bereits erwähnte Selbstmitgefühl? Mitgefühl ist ein wesentlicher Bestandteil von Vergebung. Erst vergibt man sich selbst, dann den anderen.

BEZIEHUNGEN MIT SICHEREN GRENZEN AUFBAUEN

Kein Mensch nimmt sich vor, beschissene Beziehungen zu führen. Aber wir tendieren dazu, uns zum Zusammenleben Menschen auszusuchen, die uns erlauben, immer wieder die gleichen Platten abzuspielen. Wenn du deine Geschichte selbst in die Hand nimmst, kannst du lernen, wie du die Platte stoppst und die Kontrolle über dein Gehirn zurückgewinnst. Und dann wirst du staunen, wie viel Mist du dir hast gefallen lassen.

Du wirst in der Lage sein, klare Grenzen für dich selbst zu definieren und dadurch deine Beziehungen zu entwirren. Vielleicht musst du dazu manche Menschen gehen lassen, wenn du merkst, dass sie mit deinem neuen Dickkopf nicht zurechtkommen. Das kann schwer zu verdauen sein. Achte deshalb darauf, dass du in dieser Übergangsphase gesunde Menschen um dich herum hast, die die Grenzziehung unterstützen.

Wenn deine Grenzen in der Vergangenheit verletzt worden sind, weißt du vielleicht nicht, wie du Grenzen einrichtest, die weder zu starr noch zu durchlässig sind. Stell dir dazu die folgenden Fragen:

1. Bringt dieser Mensch meine besten Seiten hervor oder ertrage ich ihn nur, weil ich nicht allein sein möchte?
2. Ist allein sein dasselbe wie einsam sein? Wenn nicht, wie erkenne ich den Unterschied und wie gehe ich mit diesen unterschiedlichen Zuständen um?
3. Kommuniziere ich meine Grenzen deutlich oder erwarte ich, dass andere erraten, was ich will?
4. Wo liegen meine Grenzen? Was toleriere ich gar nicht? Was ist möglicherweise verhandelbar? Was ist mir egal?
5. Haben sich diese Grenzen im Laufe der Zeit verschoben? Kann ich mir vorstellen, dass sie sich in Zukunft verschieben werden?

5

(PROFESSIONELLE) HILFE: VERSCHIEDENE ANSÄTZE

Es gibt viele Möglichkeiten, um dein Gehirn wieder in die Spur zu bringen. Und vieles davon kannst du selbst tun.

Aber manchmal reicht das nicht aus. Wenn die Besserung ausbleibt oder nicht so schnell eintritt, wie du es gerne hättest, kann es sinnvoll sein, sich von jemandem helfen zu lassen, der Fähigkeiten, Ressourcen, Kenntnisse und Perspektiven hat, die dir fehlen.

Ich möchte dir hier verschiedene Wege zur Auswahl zeigen, auf denen du zum Wohlbefinden zurückfinden kannst. Vieles, was ich als hilfreich erlebt habe, war in der westlichen Medizin bisher nicht so gängig. Ich habe jedoch festgestellt, dass sich dies mittlerweile verändert hat. Und es ändert sich schnell.

Vor etwa zehn Jahren bekam eine Klientin von mir nach einer stationären Behandlung Melatonin anstelle von Zolpidem verschrieben, und da habe ich wohl vor Begeisterung gequiekt. Zolpidem ist ein ziemlich starkes Beruhigungsmittel, das gerne gegen Schlaflosigkeit gegeben wird. Du hast vielleicht schon verrückte Geschichten darüber gehört, was Leute, die Zolpidem nehmen, beim Schlafwandeln angestellt haben. Melatonin hingegen ist ein Nahrungsergänzungsmittel, das man rezeptfrei kaufen kann. Es handelt sich dabei um ein Hormon, das der Körper auf natürliche Weise produziert und das unseren Schlafzyklus zurechtrücken kann. Viele, die es einnehmen, berichten, dass es ihnen nicht nur beim Einschlafen hilft, sondern auch beim Durchschlafen – ohne Verschreibungspflicht, Nebenwirkungen und günstiger als Zolpidem. Dieser Fall war der erste Schritt der Schwerpunktverlagerung in der Medizin, den ich selbst direkt erlebt habe. Ich beobachte seitdem, dass immer mehr Schulmediziner (wie ich selbst) komplementäre oder ganzheitliche Behandlungen miteinbeziehen oder ihre Patienten an solche Fachleute überweisen.

Ja, ich gehöre zu denen, die »Geschwurbel« mögen. Aber ich mag *evidenzbasiertes* Geschwurbel. Für alles, was ich jemals jemandem empfohlen habe, gibt es extrem glaubhafte Forschungsergebnisse, die ich meinen Klientinnen und ihren Angehörigen zeigen kann. Ich habe mit Ärztinnen in meinem Umfeld erstaunliche Gespräche über Komplementärmedizin geführt und ihnen die Forschungsergebnisse gegeben, die ich gesammelt habe.

Im Folgenden wirst du von allerlei Richtungen der Komplementärmedizin lesen. Sie wird nicht ohne Grund so genannt. Sie ist als Ergänzung gedacht, nicht unbedingt als Ersatz. Ich bin in konventioneller Gesprächstherapie ausgebildet (und dafür zugelassen). Und ich würde NIEMALS dazu raten, die verschreibungspflichtigen Medikamente abzusetzen, die Leuten helfen, am Leben zu bleiben. Aber ich glaube auch an das Maßhalten – natürlich an das richtige Maß!

Werfen wir also einen Blick auf die Behandlungsmöglichkeiten, die für dein Hirninnenleben von Nutzen sein könnten.

GESPRÄCHSTHERAPIE

Na klar doch, das ist schließlich mein Spezialgebiet. Ich bin lizenzierte Gesprächstherapeutin, und zwar durch und durch. Die Gesprächstherapie hat eine große Heilkraft, sowohl in Verbindung mit anderen Behandlungsmaßnahmen als auch allein. Ein guter Therapeut hat den Vorteil, dass er speziell ausgebildet ist und einen Blick auf dein Leben hat, den du nicht hast, weil er die Erfahrungen, die du gemacht hast, nicht gemacht hat, zumindest nicht zum gleichen Zeitpunkt. Er kann dir Einblicke verschaffen, dich coachen und dir wieder auf die Beine helfen.

Wenn du dir einen Therapeuten suchst, solltest du darauf achten, dass er als solcher ausgebildet und zugelassen ist. Lifecoaches und andere zertifizierte Fachleute können hervorragende Arbeit leisten, haben aber wahrscheinlich nicht die Kenntnisse und die Ressourcen, um dir bei der so intensiven emotionalen Arbeit zu helfen, wie es ein entsprechender Therapeut kann. Mit einigen dieser qualifizierten Leute arbeite ich zusammen, damit jemand da ist, wenn in ihrer Arbeit eine Traumareaktion ausgelöst wird, mit der sie nicht umgehen können.

Hast du es mit einem Trauma zu tun, solltest du dich nach einem Therapeuten oder einer Therapeutin umsehen, der/die in Traumabehandlung geschult ist. Erkundige dich, welche Art von Ausbildung und welche Zertifizierungen er/sie hat. All dies solltest du auf der entsprechenden Website finden. Scheue dich nicht nachzufragen, wenn dies nicht der Fall ist.

Wenn du einen bestimmten Therapiestil bevorzugst, zum Beispiel eine kognitive Verhaltenstherapie, solltest du danach suchen. Ist dir ein bestimmter spiritueller Hintergrund wichtig, dann frage auch danach.

PHARMAZEUTISCHE MEDIKAMENTE

Mit »pharmazeutisch« meine ich einfach nur konventionell, chemisch, westlich, Mainstream eben. Das Zeug, das wir kennen. Das verschreibungspflichtige Zeug. An der pharmazeutischen Behandlung ist nichts auszusetzen, Medikamente retten Leben. Wenn ich mir den Arm breche, will ich nicht, dass man ihn mit Kräutern einreibt, sondern dass er wieder eingerichtet und eingegipst wird.

Wo ist dann das Problem? Oft wird bei der Behandlung psychischer Erkrankungen einzig und allein auf Medikamente gesetzt, anstatt auf die eigentlichen Ursachen zu schauen. Angstgestört und depressiv? Dafür gibt es doch Medizin. Doch anstatt sie nur zur Linderung der Symptome einzusetzen und gleichzeitig an den Ursachen zu arbeiten, wird die Medikation einfach regelmäßig angepasst, ohne dass sonst Hilfe angeboten wird.

Das führt langfristig zu einer Überdosierung, zu allerlei Nebenwirkungen und dann zu weiteren Medikamenten, um die Nebenwirkungen zu behandeln. Es gibt sogar Berichte über Patienten, die bis zur Vergiftung mit Medikamenten behandelt wurden.

Und die Medikamente wirken auch nicht immer so gut, wie es uns die Hersteller mit ihren Werbemilliarden vorgaukeln. Aus genau diesem Grund nehmen die meisten Leute ihre Pillen nach einer Weile nicht mehr. Und laut einer Langzeitstudie der Weltgesundheitsorganisation sind die Heilerfolge in Entwicklungsländern, wo antipsychotische Medikamente gar nicht erhältlich sind, sogar HÖHER. Denn wenn die Medikamente nicht verfügbar sind, können sie nicht den Mittelpunkt der Behandlung bilden. Also behandelt man die Ursachen. Man vermittelt stattdessen ein Gefühl von Sinn und Gemeinschaft. Und den Menschen geht es dadurch besser.

Medikamentöse Behandlung muss – und sollte in der Regel – nicht das Endziel der Therapie sein. Aber in manchen Fällen ermöglicht sie eine schnellere Besserung. Mein Freund Aaron ist Arzt (ja, ein RICHTIGER Arzt, der im Gegensatz zu so einer Labertasche wie mir Sachen verschreiben kann) und verwendet gern dieses Gleichnis:

> *Stell dir vor, du sitzt auf einem Schiff mitten auf dem Ozean und hast ein Leck im Rumpf. Vielleicht kannst du mit einer Pumpe so viel Wasser abpumpen, dass du bis zur Küste kommst. Oder du schaffst es irgendwie, das Leck unter Wasser zu flicken. Aber das funktioniert wahrscheinlich viel besser, wenn du mit der Pumpe den Wasserspiegel senkst, damit du besser an das Leck herankommst. Das Medikament ist die Pumpe, die dafür sorgt, dass du nicht untergehst, während du gemeinsam mit dem Therapeuten das Leck flickst.*

Ja, ja, ja. Medikamente helfen manchmal. Aber wie? Wir wissen, dass Traumareaktionen die Hirnchemie verändern, aber wie können Medikamente da wirken? Ich übernehme einfach skrupellos ein weiteres Gleichnis von Dr. Aaron:

> *Stell dir vor, du bist ein Luftwaffenstützpunkt. Alles ist in Ordnung, aber dann gehen plötzlich alle Lichter aus und das Radar ist tot. Du gehst sicher nicht davon aus, dass alles noch in Ordnung ist, nur weil es vor einer Sekunde noch in Ordnung war. Du denkst eher an einen Angriff. Wenn du eine*

Stimmungsstörung hast, hat dein Radar den Kontakt zum Rest der Basis verloren und geht daher immer von einem Angriff aus. Durch Medikamente stellen wir den Kontakt wieder her, sodass dein Bedrohungsdetektor, der wahrscheinlich nur seine Pflicht erfüllt, wieder mit der Verteidigungseinheit kommuniziert.

Prozac wurde 1987 zugelassen, es war das erste von vielen Antidepressiva, die in den folgenden Jahren auf den Markt kamen. Dennoch sind die Selbstmordzahlen in den USA weiter gestiegen. Und genau deshalb sind die Gleichnisse von Dr. Aaron so genial. Medikamente als Hilfsmittel. Medikamente als etwas potenziell Lebensrettendes. Aber NICHT als alleiniges Allheilmittel. Und Medikamente dürfen niemals dazu eingesetzt werden, den *Menschen* und nicht seine *Symptome* unter Kontrolle zu kriegen. Bestimmte Gruppen wie die Insassen von Gefängnissen und Pflegeheimen erhalten viel häufiger Psychopharmaka als frei lebende Gleichaltrige. Das hat aus meiner Sicht nichts mit Heilkunde zu tun.

Mittlerweile gibt es einen Trend dazu, Psychopharmaka grundsätzlich zu misstrauen. Ein Nebeneffekt dieses Trends ist jedoch, dass er das Stigma und die Scham über psychische Erkrankungen noch VERSTÄRKT.

Je mehr wir tun können, um körpereigene Fähigkeiten zur Anpassung und Heilung zu fördern, desto besser. Medikamente können ein wesentlicher Bestandteil dieses Prozesses sein, auch wenn sie selten die einzigen Mittel sind, die wir verwenden. Wenn du dich über verschreibungspflichtige Medikamente informierst und diesbezüglich deine Interessen vertrittst, ist es sehr viel wahrscheinlicher, dass sie bei dir auch richtig eingesetzt werden. Es gibt im Internet unabhängige Informationsportale, auf denen du dich bezüglich der medikamentösen Behandlung psychischer Erkrankungen schlaumachen kannst. So kannst du eine fundiertere Entscheidung darüber treffen, was du deinem Körper zuführst.

NATURHEILMITTEL

Ich weiß, ich weiß: »Hier, kau mal diese Rinde«, das klingt ziemlich dubios.

Ein Grund dafür, dass Nahrungsergänzungsmittel einen schlechten Ruf haben, ist, dass viele der auf dem Markt befindlichen Präparate völliger Mist sind. Erst 2015 hat der Generalstaatsanwalt von New York eine Reihe von Nahrungsergänzungsmitteln testen lassen und eine Vielzahl von Unterlassungserklärungen an Unternehmen für pflanzliche Nahrungsergänzungsmittel geschickt, weil viele der getesteten Produkte gar keinen Wirkstoff enthielten. Und die Universität von Guelph in Kanada hat bei einer Untersuchung von Nahrungsergänzungsmitteln viele nicht deklarierte Inhaltsstoffe gefunden, die zum Teil bei Einnahme eine allergische Reaktion hervorrufen können. Bei manchen Präparaten wurde eine synthetisch erzeugte Substanz und nicht der vermeintliche Pflanzenextrakt oder der gesamte Wirkstoff verwendet. Synthetische Produkte haben aber in der Regel mehr Nebenwirkungen, weil der Körper sie nicht als Nährstoffe erkennt.

Es stimmt also: Die Forschungen zur Wirksamkeit bestimmter Kräuter und Nahrungsergänzungsmittel sollte man im Auge behalten. Wenn die Dinge dann nicht wirken, fühlt man sich irgendwie dumm und/oder abgezockt. Diese Erfahrung habe ich mit einem billigen Kava-Präparat gemacht, das ich vor Jahren ausprobiert habe. Es hat mich ziemlich reizbar und mehr als nur ein bisschen irre gemacht. Ich habe mich dann nicht getraut, Kava noch einmal auszuprobieren, bis ich erfahren habe, wie man Qualitätsprodukte findet und verwendet. Über verschreibungspflichtige Medikamente habe ich mich immer genau erkundigt, aber irgendwie kam es mir nie in den Sinn, dass ich Nahrungsergänzungsmittel genauso ernst nehmen sollte!

Kurzum: Ich bin ein großer Fan davon, vollwertige und pflanzliche Nahrungsergänzungsmittel zusätzlich zu oder anstelle von verschreibungspflichtigen Medikamenten anzuwenden. Es lohnt sich auf jeden Fall, deine Ärztin darauf anzusprechen. Viele westliche Mediziner sind auf diesem Gebiet inzwischen sehr aufgeschlossen, und es gibt auch etliche wirklich seriöse Heilpraktiker.

Für die Bewältigung von Stress, Angstzuständen, Depressionen und anderen traumabedingten Symptomen gibt es bestimmte Zubereitungen, die seit Jahrhunderten erfolgreich eingesetzt werden. Das bereits erwähnte Kava ist ein gutes Beispiel dafür. Ebenso Johanniskraut … und sicher auch andere Dinge, die du aus den Medien kennst. Was ich jeweils empfehle, hängt normalerweise vom Allgemeinzustand und von den Traumareaktionen meines Klienten ab, aber das wäre Stoff für ein ganz anderes Buch. Okay, ich werde es schreiben, versprochen!

Es lohnt sich WIRKLICH, jemand Kräuterkundigen, eine Spezialistin für chinesische Medizin oder einen Ernährungsexperten zu konsultieren, bevor man das Reformhaus leer kauft. Du musst keine ausgefallenen und teuren Mittel oder Kuren kaufen, um den Nutzen der Naturheilkunde genießen zu können.

Weitere Komplementär-therapien

Komplementärtherapien dienen nicht der Diagnose oder Behandlung von Erkrankungen. Sie sind dazu da, die natürliche Selbstheilungsfähigkeit des Körpers zu unterstützen. An dem Ansatz gefällt mir, dass ich meinem Körper und Geist nach Möglichkeit das gebe, was er braucht, um für sich selbst zu sorgen. Viele Komplementärtherapien sind durch jede Menge Belege gestützt. Und viele von ihnen können entweder eigenständig oder zusammen mit einer konventionellen Behandlung (etwa Gesprächstherapie oder Medikation) angewendet werden. Zu den häufigsten und am besten durch Forschung unterfütterten Methoden zählen folgende:

Akupressur/Akupunktur

Akupressur und Akupunktur basieren auf den gleichen Prinzipien, aber bei der Akupunktur werden tatsächlich Nadeln in die Haut gesteckt, während bei der Akupressur nur bestimmte Punkte bearbeitet werden, ohne die Haut zu durchstechen.

Aber egal, ob geklopft oder genadelt wird, es werden bestimmte Punkte am Körper stimuliert, um die Heilung zu fördern und/oder Schmerzen zu lindern. Was wirklich interessant ist, ist, dass wir mit zunehmendem Wissen über das Vagusnervensystem lauter Gemeinsamkeiten zwischen Nervenkarten und 5000 Jahre alten Akupunkturtabellen erkennen. Wir wissen, dass Traumareaktionen eine Reaktion des ganzen Körpers sind. Denken wir nur mal an den Unfug, den das limbische System uns anzutun versucht! Ein Großteil dieser Reaktion wird im Körper über den eben erwähnten Vagusnerv übermittelt. Es ist also doch etwas dran an all dem superschrägen Gepiekse!

Falls dich eine Kombi aus Akupressur und Gesprächstherapie interessieren würde: Einige Therapeuten verwenden bestimmte Formen der Akupressur, am häufigsten die Emotional Freedom Technique (EFT; Technik der Emotionalen Freiheit), die Akupressur und Selbstgesprächstechniken kombiniert. EFT ist etwas, das du selbst unter fachkundiger Anleitung durchführst, wobei du die gleichen Hauptaktivierungspunkte verwendest, die auch die Akupunktur nutzt (eignet sich also auch für Leute, die sich ungern anfassen lassen). Das Selbstgespräch ermöglicht dir, den Geschichten, die dir dein Gehirn erzählt hat, einen neuen Rahmen zu geben und auch neue Geschichten zu schaffen. Es gibt eine Menge kostenloser Anleitungsvideos, die die Grundlagen der Methode vermitteln. Allerdings kann eine Therapeutin dir dabei helfen, die Anleitungen anzupassen und auf deine spezifische Situation zuzuschneiden.

MASSAGE

Was Massage ist, muss ich wohl nicht erklären. Aber viele sind überrascht, wenn ich behaupte, dass Massage emotionale Probleme ebenso lindern kann wie körperliche Schmerzen. Zunächst einmal können körperliche Schmerzen durchaus Symptome einer Depression sein. Aber selbst wenn dies nicht der Fall ist, hilft Massage manchen Leuten, sich zu entspannen und sich in ihrer Haut wohlzufühlen. Massage wirkt wie ein Reset des Nervensystems. Oft empfindet man sich nach einem Trauma nämlich vom eigenen Körper getrennt. Natürlich können Massagen bei bestimmten Arten von Traumata als Trigger wirken. Zwinge dich also auf keinen Fall zu etwas, das sich für dich nicht gut anfühlt. Manchen Menschen ist eine Pediküre mit Fußmassage viel lieber als eine Ganzkörpermassage. Andere setzen sich eher in die heiße Badewanne oder in den Whirlpool, statt fremde Hände auf der Haut zu spüren. Alles, was sich für dich sicher anfühlt und dir dabei hilft, dich wieder mit deinem Körper zu verbinden, unterstützt dich bestimmt auch dabei, dein Chaos im Gehirn aufzulösen.

CHIROPRAKTIK

Was, Chiropraktik bei seelischen Problemen? Ist das nicht eher was für Rückenschmerzen? Abgesehen davon, dass sich Depressionen gerne als körperlicher Schmerz manifestieren, ist die Chiropraktik eine ganzheitliche Behandlungsform, die von der Idee ausgeht, dass Anpassungen des Muskel-Skelett-Systems die Funktion des Nervensystems verbessern können. Schmerzen und Nervenprobleme gehören bei vielen Menschen absolut zur Traumareaktion. Und manchmal sind diese körperlichen Symptome viel schlimmer als die emotionalen.

Viele Chiropraktikerinnen integrieren (wie andere komplementärmedizinische Anbieter) auch Ernährungsberatung in ihre Arbeit.

ENERGIEARBEIT

Energiearbeit gehört zu den Feldern, die selbst mir jahrelang supermerkwürdig vorkamen. Dann habe ich mehr darüber gelesen und es selbst ausprobiert und ... WOW. Energiearbeit basiert jedenfalls auf der Vorstellung, dass unser Körper von Energiesträmen durchzogen ist, die wir zur Gesundheitsförderung nutzen können. Seltsam? Nicht unbedingt. Einer Studie zufolge ist Energiearbeit genauso wirksam wie Physiotherapie. An der University of California, Los Angeles, gibt es inzwischen ein eigenes LABOR, das die elektrische Aktivität im Körper erforscht. Und das ist eine staatlich finanzierte Uni. Steuergelder werden also in die Erforschung von Energieheilung investiert. Wenn das mal nicht superseriös ist.

Bei der **Reflexzonenmassage** wird Druck auf bestimmte Stellen an den Ohren, Händen und Füßen ausgeübt, weil man davon ausgeht, dass diese Stellen mit anderen Punkten im ganzen Körper verbunden sind (die sogenannte Polyvagal-Theorie bestätigt dies). **Reiki** (japanisch für »geführte Lebensenergie«) ist eine Methode, bei die Person, die Heilung benötigt, Energie von einem Praktizierenden (oder von sich selbst) übertragen bekommt, um den körpereigenen Heilungsprozess zu aktivieren. Durch solche und andere Formen der Energiearbeit können Blockaden im Körper, an denen das Trauma festgehalten wird, gefunden und gelöst werden.

Ach, übrigens, Akupressur (Klopftechniken wie das erwähnte EFT) gilt sowohl als eine Form der Energiearbeit als auch als eine Form der Akupunktur.

BIOFEEDBACK/NEUROFEEDBACK/ ALPHA-STIM-TECHNIK

Beim Biofeedback werden Körperfunktionen elektronisch gemessen, um zu lernen, Reaktionen zu steuern, die vorher automatisch abliefen. Neurofeedback fokussiert sich speziell auf die Gehirnsignale mit dem gleichen Ziel, nämlich Menschen dabei zu unterstützen, die Gehirnreaktionen zu steuern. Wir haben viel mehr Kontrolle über unsere Körper- und Gehirnreaktionen, als uns bewusst ist, und sowohl Bio- als auch Neurofeedback können die Beseitigung des Chaos im Gehirn erleichtern oder beschleunigen, indem sie schnelles Feedback liefern, sobald das Gehirn oder der Körper in den Kampf-Flucht-Erstarrungs-Modus verfällt. Im Grunde spielt man ein Computerspiel mit dem eigenen Gehirn. Das klingt vielleicht komisch, ist aber so. Man bekommt ein Spiel vom Typ Pac-Man vorgesetzt, das man nur gewinnen kann, wenn man die Gehirnwellen in der für das Wohlbefinden optimalen Zone hält. Ein Beispiel? Mein Sohn hat daran gearbeitet, seine Selbstbeherrschung und Impulskontrolle zu verbessern. In seinem Spiel gab es bestimmte Abläufe, die ihm halfen, sich auf diesen Teil seines Gehirns zu konzentrieren. Wenn er das Spiel gewann, konnte er tatsächlich spüren, wie die Durchblutung in diesem Abschnitt seines präfrontalen Cortex anstieg. Nach nur wenigen Behandlungen waren sogar Veränderungen in seiner Handschrift zu sehen!

In diesen Abschnitt gehört auch die Alpha-Stim-Technik zur cranialen Elektrostimulation, auch wenn es sich um eine passive Behandlung handelt. Aber sie folgt denselben Prinzipien. Die Alpha-Stim-Technik wurde entwickelt, um Alphagehirnwellen anzuregen (Alphawellen bringen eine sehr wünschenswerte Kombination aus ruhig + wach). Das Gerät funktioniert wie Neurofeedback, führt die Wirkung aber selbsttätig herbei, ohne dass man diesen Gehirnzustand einüben muss. Es hilft bei Schlafstörungen, Schmerzen, Angstzuständen und einer Vielzahl von anderen Erkrankungen. Ich setze einen Alpha-Stim in meiner Praxis ein, vor allem wenn Klientinnen eine wichtige Traumageschichte durcharbeiten und davon wahrscheinlich einen »Therapiekater« bekommen. Manche verwenden das Gerät auch, um ohne Psychopharmaka weniger Symptome in ihrem täglichen Leben zu erleiden. Alpha-Stims bekommt man in den USA nur auf Rezept, in anderen Ländern sind sie frei verkäuflich.

ERNÄHRUNGSUMSTELLUNG

Wenn wir gestresst sind, bekommen wir einen tierischen Hunger auf Zucker. Das Hirn braucht Glukose, um Willenskraft und Energie aufrechtzuerhalten – deshalb sind Diäten so schwer. Die für die Willenskraft benötigte Glukose wird uns vorenthalten. Je gestresster und beschäftigter wir sind, desto schlechter essen wir normalerweise. Es ist also ein richtig mieser Teufelskreis und irre frustrierend.

Ich weiß, dass um die RICHTIGE Ernährung geradezu Krieg geführt wird. Die individuell passende Ernährungsweise zu finden, kann schwierig sein (vielleicht Paleo? Vegan? Glutenfrei? WAS SOLL ICH DENN ESSEN, VERDAMMT?).

Kurze Antwort? Unser Körper funktioniert am besten, wenn wir uns um ihn kümmern und all die gesunden Lebensmittel essen, die Menschen seit Jahrhunderten zu sich nehmen. Egal, welchem Ernährungstrend du folgst, er macht dir auf jeden Fall bewusst, was du dir in den Mund schiebst. Ich bestehe daher nicht darauf, dass du dich für eine bestimmte Richtung entscheidest. Tatsächlich hat jeder Mensch bei der Ernährung unterschiedliche Bedürfnisse, weshalb in meinem Kochbuch *The Revolution Will Include Cookies* bei jedem Rezept Varianten für die beliebtesten Ernährungsweisen angegeben sind.

Auch in diesem Fall einen Profi um Rat zu fragen, kann sich durchaus lohnen, egal, ob es sich dabei um eine Ernährungsberaterin, einen Arzt oder eine Heilpraktikerin mit entsprechender Qualifikation handelt. In meiner Praxis führe ich auch medizinische Ernährungsberatung durch. In vielen Fällen habe ich nur ein- oder zweimal Unterstützung bei der Ernährungsumstellung und bei Nahrungsergänzungsmitteln geleistet und mehr war gar nicht nötig – nur einige grundlegende Einschätzungen und Hinweise, um das Informationsdickicht bei dem Thema zu durchblicken.

Das Thema Ernährung und psychische Gesundheit wäre wirklich ein ganz anderes Buch ... (Noch eines? Ich schreibe es ganz sicher!) Aber es gibt einige enorm hilfreiche Grundregeln, die jenseits aller Glaubensfragen richtig sind:

- Wenn wir uns zu etwa 85 Prozent gesund ernähren und zu etwa 15 Prozent naschen und schlemmen, funktionieren wir immer noch einwandfrei.
- Halte dich möglichst fern von industriell verarbeiteten Lebensmitteln. Worauf du beim Blick aufs Etikett vor allem achten solltest? Dass das Produkt am besten gar kein Etikett hat. Je stärker ein Lebensmittel verarbeitet ist, desto wahrscheinlicher ist es, dass der Körper es gar nicht als Nährstoff erkennt.
- Bei der Vermeidung von Gluten geht es meist eher um die heutigen Weizensorten, die genetisch verändert wurden, und weniger um Gluten generell, zumindest bei den meisten Leuten (abgesehen von Zöliakiekranken und Menschen mit schweren Allergien). Am besten lässt du die Finger von genetisch verändertem Weizen und Industriegetreide. Wer völlig getreidefrei leben möchte, kann Kokos- oder Mandelmehl verwenden. Falls dir der Verzicht auf Weizenprodukte extrem schwerfällt, ersetze wenigstens den Mist aus dem Supermarktregal durch naturbelassene Alternativen.

- Viele Menschen, die Milchprodukte nicht vertragen, kommen mit Rohmilch gut zurecht. Mir bekommt sie, meinem Sohn nicht. Aber es kann auf jeden Fall einen Versuch wert sein.
- Chemische Süßstoffe sind für den Körper das Allerletzte. Aspartam, Saccharin, Sucralose? Kalorien einzusparen, tut dir auf lange Sicht nicht gut. Ein gutes kalorienfreies Süßungsmittel ist Stevia.
- Wenn du glaubst, dass du ein bestimmtes Nahrungsmittel nicht verträgst, dann lass es 21 Tage weg. Achte darauf, wie du dich fühlst. Nimm es dann wieder zu dir. Merkst du einen Unterschied? Dein Körper sagt dir genau, was er braucht.

Unterstützung von Leidensgenossen

Jede Menge Forschungsergebnisse belegen, dass Peer-to-Peer-Unterstützung, also die Begleitung von Betroffenen durch Betroffene, bei vielen Menschen einen enormen Beitrag zur Wiederherstellung des Wohlbefindens und zum Genesungsprozess leistet. Das leuchtet auch ein. Jemand, der eine ähnliche Lebenserfahrung gemacht hat, kann ein Maß an Empathie, Verständnis und Mitgefühl aufbringen, das andere nicht haben. Gewiss gibt es phänomenal fürsorgliche Behandlungsprofis, aber man hat doch einen anderen Zugang zu Menschen, die den gleichen Weg gegangen sind wie man selbst. Für diese Rolle gibt es viele Bezeichnungen: Genesungscoach, Sponsor, Mentorin, Familienpartner und Systemnavigator, um nur einige zu nennen. Es gibt auch Fachkräfte im Medizinbetrieb, die als Teil ihrer Arbeit ihre eigene gelebte Erfahrung weitergeben.

Wenn Peer-to-Peer-Unterstützung dort verfügbar ist, wo du in Behandlung bist, dann probiere sie aus. Wer in demselben

Loch gesteckt hat wie du, kann vielleicht am besten mit dir darüber reden, wie du einen Ausweg findest.

UNTERSTÜTZUNG AUS DEM UMFELD

Gemeint sind hier die Menschen, die dich lieben, nur weil du zu ihnen gehörst. Deine Familie, deine Freundinnen, Lehrer, Kolleginnen usw. Alle, die ihre Rolle in deinem Leben mehr als erfüllen, um dich auf dem Weg der Besserung zu unterstützen. Menschen zu haben, die dich EINFACH SO lieben, ist für deine Genesung so, so, so wichtig. Nutze sie! Wenn sie dir helfen wollen, lass sie ruhig! Es ist oft schwieriger, Hilfe anzunehmen, als sie abzulehnen. Sei stark genug, andere in dein Leben zu lassen.

DEN RICHTIGEN ANBIETER AUSSUCHEN

In diesem Kapitel habe ich dir eine breite Palette von Behandlungsoptionen vorgestellt. Die Entscheidung ist da etwas komplexer, als zwischen einer roten und einer blauen Pille zu wählen. Neben der Bestimmung der Heilmethode ist es auch wichtig, den richtigen Anbieter zu finden.

Es gibt dafür keinen Masterplan, außer Bekannte um Empfehlungen und Feedback zu bitten, den entsprechenden Anbietern Fragen zu ihrer Arbeitsweise zu stellen und weiterzusuchen, wenn es irgendwie nicht passt.

Schau dir so genau wie möglich den Webauftritt eines potenziellen Anbieters an. Kannst du einen Eindruck von ihm und seinem Stil gewinnen? Fühlst du dich wohl bei der Vorstellung, dorthin zu gehen? Sieht er das Thema Gesundheit so, wie es dir entspricht?

Mach dir eine Liste mit dem, was dir bei einem Anbieter wichtig ist, und mit deinen Behandlungszielen. Wenn das Gebotene nicht mit deinen Listen übereinstimmt, solltest du dich weiter umsehen.

Bei einer psychotherapeutischen Behandlung geht es nicht darum, sich einen besten Freund zu »mieten«. Die Therapie wirkt, wenn sie darauf ausgelegt ist, dir beim Verarbeiten, Gesundwerden und Vorankommen zu helfen. Wird die Zeit mit dem Therapeuten nur zum Bewahren und Wiederkäuen genutzt, anstatt auf Neues zu stoßen und Altes loszulassen, schadet das mehr, als es nützt. Es ist von entscheidender Bedeutung, Anbieter zu finden, mit denen man gerne zusammenarbeitet, weil sie Unterstützung bieten und Besserung herbeiführen. Ein guter Anbieter fühlt sich auch nicht verletzt, wenn du das Gefühl hast, dass du mit jemand anderem besser zusammenarbeiten könntest. Stattdessen sollte er dir sogar empfehlen können, an wen du dich wenden könntest. Der Zweck der Therapie ist Besserung und nicht die Arbeit mit einer bestimmten Person.

Hier geht es um dich und dein Leben. Du schuldest deiner Therapeutin nichts außer der Bezahlung ihrer Dienstleistungen.

2. TEIL

DAS GEHIRN UND DAS LEBEN

Wir sind alle mit dem Fluch belegt, in interessanten Zeiten zu leben. Selbst wenn wir unsere Belange auf der Reihe haben und das Leben im Großen und Ganzen positiv ist, fehlt darin oft so etwas wie Ruhe, Gleichmut und Raum zum Nachdenken und Entspannen. Früher waren Ferien oft die Zeit für Spaß und Abenteuer. Heute sind sie eher die Gelegenheit, weit weg zu fahren, sich irgendwo hinzusetzen und so schweigsam, gedankenfrei und antriebslos wie möglich zu sein. Viele, mit denen ich arbeite, bräuchten einfach mehr Zeit in ihrem Leben, um sich zu entspannen. Sie sind nicht krank im Kopf, sie sind nur verdammt *erschöpft*.

Und Erschöpfung ist ein wirkliches, reales, echtes Ding. Viele körperliche Krankheiten wie die Fibromyalgie könnte man auch als Erschöpfung der Nebennieren beschreiben. Ich gerate hier vielleicht ein bisschen auf Schwurbelterritorium, aber das ist wichtig, wenn man bedenkt, was im Körper während der Stressreaktion vor sich geht. Unsere Nebennieren sondern Hormone ab, die bei der Reaktion auf akuten Stress helfen. Wenn diese Hormone aufgrund von chronischem Stress ständig abgerufen werden, lässt die Hormonproduktion nach. Eine vollständige Nebenniereninsuffizienz zeigt sich zwar im Blutbild, aber kleinere Senkungen der Nebennierenfunktion fallen nicht auf.

Doch sie äußern sich möglicherweise auf andere Weise, etwa durch Erschöpfung, Gliederschmerzen, seltsame Hautverfärbungen, Haarausfall, Benommenheit mit niedrigem Blutdruck usw. Der Körper wird dann wie Miss Clavel in den *Madeline*-Kinderbüchern und verkündet: »Da stimmt was nicht.«

Das ist nun wirklich ein komplett anderes Buch. Hier geht es aber um Gehirne, also bitte …

Kurzum: Es ist ziemlich wahrscheinlich, dass anhaltende

Stressreaktionen (ob traumabedingt oder nicht) jede Menge psychische Erkrankungen bedingen. Depressionen und andere affektive Störungen, Angstzustände, Aggressionen und Suchtprobleme hängen alle eindeutig mit der anhaltenden, eingefahrenen Routine der körperlichen Stressreaktion zusammen.

Moment, was? Verarsch mich nicht, Frau Doktor. Du hast gerade gesagt, Stresshormone würden durch die Nebennieren ausgeschüttet. Also, was zum Teufel hat das mit geistiger und emotionaler Gesundheit zu tun?

Ausgezeichnete Frage, Schlaubischlumpf! Ich erzähl dir mal was über die Nebennieren ... Die Nebennieren (und alle anderen Drüsen) scheiden nichts aus, ehe die Hypophyse (im Gehirn) es anordnet. Die Nebennieren (unter anderem) machen gerne einen auf dicke Hose, stehen aber komplett unter der Kontrolle der Hypophyse. Sie teilen zwar aus, geben aber nicht den Befehl zum Austeilen.

Und von wem nimmt die Hypophyse Befehle entgegen? Zack, zurück zum Anfang.

Das Gehirn (besonders der Hypothalamus) ist die eigentliche Oberdrüse, quasi der Bundestrainer. Als Bundestrainer spricht sie sich mit dem Mannschaftskapitän Hypophyse ab, der dann die Spielzüge der restlichen Mannschaft (des Körpers) regelt. Der Hypothalamus und die Hypophyse steuern durch ihre ständigen Absprachen das Hormonsystem UND das Nervensystem. Jede Regulierung des Körpers beginnt im Gehirn.

Und wie lautet jetzt die magische Lösung des Problems? Ich wünschte, ich wäre das Genie, das dir das sagen könnte. Aber wie du dir vielleicht denken kannst, würde die magische Lösung heißen: weniger Stress. Und das wäre dir gegenüber eine richtig fiese Aussage, denn weniger Stress ist an den meisten Tagen ja überhaupt nicht möglich, stimmt's? Also kümmern wir uns stattdessen lieber um eine bessere Stressbewältigung, damit wir unser Tagwerk schaffen, ohne mental durchzudrehen und körperlich abzuschmieren.

In dieser Hälfte des Buches besteht unsere Mission (falls du dich darauf einlässt) darin, genau zu untersuchen, wie unser Körper und wie unsere Psyche mit Stress umgehen. Wie es zum Brainfuck kommt, wenn du so willst. Pass also einfach auf, während ich den Hirnnerd raushängen lasse. Ich verspreche dir, dass vieles von dem, was du bisher gedacht, gefühlt und getan hast, danach echt Sinn ergeben wird.

6

ÄNGSTE

Magst du Wörterbuchdefinitionen auch so gern? *Ein Angstzustand ist ... ein Zustand der Angst.*

Spaß beiseite.

Interessanterweise ist das Wort *Angst* alles andere als ein Modewort. Angst ist ein menschlicher Urzustand, mit dem wir seit Jahrtausenden zu kämpfen haben. Das moderne Leben ist sicherlich verdammt stressig. Aber das moderne Leben ist nicht der Ursprung der menschlichen Angst. Das Menschsein an sich ist für viele Menschen eine angstauslösende Erfahrung.

Wie es sich für einen Nerd gehört, habe ich die Herkunft des Wortes *Angst* nachgeschlagen. Es stammt vom griechischen Verb *agchein* und dem lateinischen *angere* ab. Beides heißt übersetzt »würgen« oder »die Kehle zuschnüren«. Da haben sie genau das richtige Kackwort gefunden.

Es gibt eine breite Skala von Angstzuständen: Angst kann ein leichtes, eher entspanntes Unbehagen sein. Ein lauwarmes Gefühl der Bedrängnis. Oder hochkochende Panik. Und wie die alten Weisen sehr wohl wussten, ist sie eine somatische Erfahrung – also etwas, das man im Körper spürt, das aber auch die Gedanken beeinflusst.

Angst ist das unangenehmste Gefühl überhaupt. Und ein

Körper bringt dich absichtlich aus dem Gleichgewicht, damit du dich um den wichtigen Scheiß kümmerst.

Hier ist also unsere vorläufige Definition: Angst ist ein Zustand starker körperlicher Unausgeglichenheit, deren Intensität sofortige Aufmerksamkeit und korrigierende Maßnahmen unsererseits erfordert. Die Bedrohung kann real oder eingebildet sein, unmittelbar oder künftig.

Genau das ist der Grund, warum Angst so schwer zu ignorieren ist. Wenn der Körper dieses Gefühl erzeugt, will er die volle Aufmerksamkeit haben, so wie ein nacktes, tobendes Kleinkind, das mitten im Schneesturm mit Gummibärchen in der einen und einer blutigen Machete in der anderen Hand durch die Straße rennt.

Beeindruckend, oder? Sicher ein Anblick, den du selbst im Alltagstrott nicht einfach so ignorieren kannst.

Angst saugt jedes Quäntchen Aufmerksamkeit auf, das wir zu vergeben haben, ganz gleich, wie ungünstig der Zeitpunkt oder wie unnötig die Angst eigentlich ist. Du kannst dir vorstellen, wie das mit Traumareaktionen zusammenhängt, oder? Wenn die eigene Vorgeschichte Grund dazu gibt, ständig auf der Hut zu sein, wird Angst schnell zur Standardeinstellung.

SYMPTOME DER ANGST

Gedanken und Gefühle

- übermäßige Sorgen
- Grübelei (Denkmuster Hamsterrad)
- Reizbarkeit/Wut (komisch, oder? Wut ist eine kulturell erlaub-

te Emotion, sodass wir sie oft als Ersatz für das nehmen, was wir wirklich fühlen. Lies auch das Kapitel über Wut!)

- irrationale Ängste/Phobien
- Lampenfieber/soziale Phobien
- übersteigerte Selbstwahrnehmung/Selbstkritik
- Angstgefühle
- Hilflosigkeit
- Flashbacks
- obsessives Verhalten, Pedanterie, Perfektionismus
- Zwangshandlungen
- Selbstzweifel
- das Gefühl, »durchzudrehen« oder »verrückt zu werden«

Körperliche Symptome*

- Probleme beim Einschlafen oder Durchschlafen
- Rastlosigkeit
- Muskelverspannungen
- Nackenverspannungen
- chronische Verdauungsstörungen
- Magenschmerzen und/oder Übelkeit
- Herzrasen
- Pulsieren im Ohr (Hören des Herzschlags)

* Bei der Checkliste mit den körperlichen Symptomen könnte man denken: *Das könnte ja alles Mögliche sein, von Angst bis Ebola.* Das ist auch der Grund, warum so viele Menschen in der Notaufnahme landen, weil sie glauben, sie hätten einen Herzinfarkt, obwohl sie eine Panikattacke erleben. Es ist AUCH der Grund, warum viele Menschen nicht merken, dass sie einen Herzinfarkt haben, weil sie gleichzeitig eine Panikattacke durchmachen. Im Erste-Hilfe-Kurs für psychische Gesundheit raten wir zu folgendem Vorgehen, wenn man bei jemandem die Symptome eines möglichen Angstanfalls erkennt: Frag die Person, ob sie weiß, was los ist, und ob ihr das schon einmal passiert ist. Wenn sie Nein sagt, solltest du von einem medizinischen Notfall ausgehen und die 112 anrufen.

- Taubheit oder Kribbeln in Zehen, Füßen, Händen oder Fingern
- Schwitzen
- Schwäche
- Kurzatmigkeit
- Schwindel
- Brustschmerzen
- Magenschmerzen
- Hitze- und Kältegefühl (Schüttelfrost und Fiebergefühl, ohne dass Fieber vorliegt)
- stechende Schmerzen/Gefühl eines elektrischen Schlags

Natürlich gibt es noch massenhaft weitere Symptome. Dies sind nur die häufigsten, und eine vollständige Liste von allem, was man bei Angstzuständen erleben kann, würde eine ganze Broschüre füllen. Im Internet finden sich viele tolle Listen, darunter auch solche, die alle Kategorien von Angstsymptomen aufschlüsseln.

Vieles, was wir tun, ist eine Anpassung, die der Bewältigung von Ängsten dient. Zwangshandlungen sind reine Angstreaktionen.

Ritzen und andere selbstverletzende Verhaltensweisen haben zwar nicht bei allen Menschen Angst als Ursache, aber bei vielen schon. Sehr viele Krankheitsbilder sind auf einige wenige Kernprobleme zurückzuführen. Angst ist auf jeden Fall eines davon.

Zurück zu den Angstsymptomen. Es gibt jede Menge Gemeinheiten, die der Körper uns zufügt, um unsere Aufmerksamkeit zu erregen und uns zum Umlenken zu bewegen.

Kommt dir etwas aus der Liste bekannt vor? Wahrscheinlich

würdest du das hier nicht lesen, wenn die Antwort spontan »Nö, ich bin immer entspannt« lauten würde.

HABE ICH EINE ANGSTSTÖRUNG ODER BIN ICH NUR MANCHMAL ÄNGSTLICH?

Du stellst richtig tolle Fragen! Wie bei jedem anderen psychischen Problem liegt die Antwort in der Frage, ob die Angst dein Leben beherrscht oder ob dein Körper dir auf legitime Weise sagt, dass du deinen Arsch bewegen und etwas tun sollst.

Medizinisch gesprochen: Wenn du glaubst, dass es ein Problem ist, glaube ich auch, dass es ein Problem ist. Du kennst dich selbst schließlich am besten.

Manche Menschen wünschen sich eine bessere Form der Selbstdiagnose. Es gibt dafür eine ganze Reihe von Fragebögen und Skalen zur Bewertung von Ängsten. Häufig wird der englische Fragebogen OASIS (Overall Anxiety Severity and Impairment Scale) verwendet. Er ist gut durch Forschung abgesichert und wurde von den National Institutes of Health (NIH) entwickelt.

Bei den Ergebnissen gibt es keinen magischen Grenzwert (im Sinne von: Unterhalb dieses Wertes geht es dir gut, oberhalb davon wirst du wahnsinnig vor Angst). Ein Fragebogen kann jedoch ein guter Ausgangspunkt für ein ärztliches Beratungsgespräch oder für die Selbstreflexion sein. Du kannst natürlich auch den Arzt deines Vertrauens fragen, ob er dir einen deutschen Fragebogen empfehlen kann.

Bei den OASIS-Fragen wird man gebeten, über das in der letzten Woche Erlebte nachzudenken und die eigenen Ängste dann auf einer Skala zu bewerten. Du kannst die gesamte Skala mit dem genauen Wortlaut online einsehen, herunterladen und ausdrucken, wenn du möchtest (nur auf Englisch, https://bit.ly/3MXTLue). Die einzelnen Fragen lauten wie folgt:

Wie oft hast du in der letzten Woche Ängste verspürt?

- Falls du in der letzten Woche Ängste verspürt hast, wie intensiv oder gravierend waren diese?
- Wie oft hast du in der vergangenen Woche Situationen, Orte, Gegenstände oder Aktivitäten aufgrund von Ängsten vermieden?
- Wie sehr haben deine Ängste deine Fähigkeit beeinträchtigt, das zu tun, was du bei der Arbeit, in der Schule oder zu Hause erledigen musstest?
- Wie stark haben sich deine Ängste in der vergangenen Woche auf dein soziales Leben und deine Beziehungen ausgewirkt?

Erlebst du bei der Bearbeitung einen »Heilige Scheiße, das bin ja ich!«-Moment, dann bist du nicht allein. Laut der Kim Foundation erfüllen etwa 40 Millionen amerikanische Erwachsene (18,1 Prozent dieser Gruppe) Jahr für Jahr die Kriterien für eine Angststörung. 75 Prozent der Menschen mit Angststörung hatten ihre erste Attacke vor dem 21. Lebensjahr.

Angststörung hört sich sehr nach Stress an

Ja, genau. Und Angstzustände entstehen oft durch chronischen Stress. Der große Unterschied? Stress hat externe Auslöser. Ich weiß, ich weiß, das gilt auch für Ängste, aber lies erst mal weiter.

Stress kann Ängste auslösen, aber er kann auch eine ganze Reihe anderer emotionaler Reaktionen hervorrufen (Depression ist wahrscheinlich die stärkste). Angst ist eine innere Reaktion auf Stressoren.

Stell es dir als Flussdiagramm vor. Wenn Stress, dann Angst. Oder ein beliebiger anderer unangenehmer Gemütszustand. Das Ganze passiert so schnell, dass es im Gehirn durcheinandergerät. Aber es gibt definitiv eine Ursache-Wirkungs-Beziehung zwischen beidem.

Falls du mehr darüber erfahren möchtest: Ein gutes Buch zum Thema ist *Warum Zebras keine Migräne kriegen* von Robert Sapolsky.

WOHER KOMMT ALSO DIESE ANGSTSCHEISSE?

Im Allgemeinen arbeitet der menschliche Körper hart daran, möglichst gechillt zu bleiben. Aber wieso treibt er einen dann mit dieser Angstsache absichtlich in den Wahnsinn? Das ist doch genauso sinnvoll, wie wenn man den Kopf fröhlich gegen eine Ziegelmauer schlägt!

Und wieder einmal liegt alles in der Verdrahtung des Gehirns begründet. Ich bin nichts, wenn ich nichts fühle.

Die Kurzversion: Im Gehirn sind starke emotionale Reaktionen eingebaut, weil diese Reaktionen uns am Leben erhalten. Angst zu haben, ist eine absolut überlebenswichtige Fähigkeit.

Längere Version: Wenn etwas eine Angstreaktion auslöst, wird der Körper mit Noradrenalin und Cortisol geflutet. Diese Hormone bewirken Folgendes:

Noradrenalin wird auf Befehl des zentralen Nervensystems freigesetzt, um den Körper (und damit auch das Gehirn) auf eine Aktion vorzubereiten. Es steigert Konzentration und Aufmerksamkeit und erhöht Blutfluss, Blutdruck und Herzfrequenz.

Cortisol ist als Stresshormon bekannt. Es lässt den Blutzuckerspiegel ansteigen und unterdrückt die Immunabwehr. Wer unter chronischem Stress leidet, nimmt aufgrund der ständigen Cortisolproduktion oft auch an Gewicht zu, besonders in Form von »Bauchspeck«. Wichtig zu wissen ist, dass Cortisol, wenn es zusammen mit seinem Komplizen Noradrenalin ausgeschüttet wird, im Gedächtnis starke Assoziationen mit bestimmten Stimmungen abspeichert, als Warnsignal für Dinge, die in Zukunft gemieden werden sollten.

Das Interessante und Gute an der Angst als Stressreaktion ist, dass sich der Körper noch wehrt. Das ist ein grundlegender Unterschied zur Depression, die im Wesentlichen eine Routine gewordene Reaktion auf erlernte Hilflosigkeit ist (wieder so ein Robert-Sapolsky-Ding).

Angstsymptome sind Bewältigungsreaktionen angesichts von Bedrohung. Problematisch werden sie erst dann, wenn das Gehirn meint, dass fast alles fast überall eine Bedrohung ist. Und, zack, genau das ist eine Traumareaktion.

Selbst wenn du herausgefunden hast, was dich triggert, kannst du dich nicht durch Willenskraft von der Angst befreien. Du hast ja erfahren, dass wir es hier mit einem Hormon-Arschloch-Doppelwumms zu tun haben. Im Moment des Angstzustands oder der Panikattacke musst du also etwas tun, um diese Hormone in den Griff zu kriegen. Wenn die Angst zuschlägt, musst du dich ihr frontal stellen.

Jede der Übungen am Ende der folgenden Kapitel oder im

4. Kapitel kann dabei helfen, die momentane Angst zu beherrschen. Gib der Angst einen albernen Namen oder eine Persönlichkeit. Nimm Eiswürfel in die Hand. Mach tiefe Atemübungen.

Wenn du gerade keine Angst verspürst, kannst du an deiner längerfristigen Selbstentwicklung arbeiten, die dein Gehirn neu verdrahtet.

OPTIMISMUS ERLERNEN

Wie bei jedem anderen Gehirntraining gibt es auch hier Dinge, die wirklich gegen chronische Ängste helfen können. Es handelt sich dabei nicht um ein Patentrezept, mit dem es einem sofort besser geht, aber die Idee, sich selbst Optimismus anzutrainieren, hat etwas für sich. Ein Typ namens Martin Seligman, der in meinem Fachgebiet eine echte Größe ist, hat während seiner Forschungen zu erlernter Hilflosigkeit festgestellt, dass diese unausstehlich fröhlichen, optimistischen Honigkuchenpferdemenschen Erlebnisse einfach anders erklären als Pessimisten, und zwar in Bezug auf drei Kriterien:

Dauer: Optimistische Menschen befassen sich nicht lange mit Missgeschicken, sondern betrachten sie als vorübergehende Rückschläge. Von Zurückweisungen erholen sie sich schneller. Sie glauben auch, dass alles Gute aus bestimmten Gründen geschieht, die dauerhaft gelten. Im Grunde genommen ist die Welt ihnen grundsätzlich wohlgesinnt.

Geltungsbereich: Menschen, die richtige Glücksbärchis sind, neigen dazu, Misserfolgen einen Extraplatz zuzuweisen. Sie verstehen, dass ein Misserfolg in einem Bereich nur zu DIESEM Bereich gehört und nicht bedeutet, dass sie AUCH SONST WO die ganze Zeit versagen. Sie neigen dazu, die Bereiche, in denen sie gut sind, den Rest ihres Lebens beeinflussen zu lassen, anstatt sie davon abzugrenzen. Also: Wenn du beim Basketball schlecht bist, heißt das nicht, dass du auch ein beschissenes Risotto kochst. Und wenn dein Risotto gut ist, ist das ein Zeichen dafür, dass DU gut bist. Und dass du öfter kochen solltest. Und mich zum Essen einladen solltest, denn ich liebe Risotto.

Verantwortung: Die Frohnaturen unter uns schieben schlechte Ereignisse auf schlechte Umstände und nicht auf sich selbst, während sie gute Umstände als Zeichen dafür werten, dass sie gute Menschen sind. Also sind Misserfolge im Grunde zufällig, nicht persönlich. Erfolge dagegen sind persönlich, nicht zufällig. Verstehst du?

Möchtest du herausfinden, in welche Richtung du tendierst? Dann mach den Test für erlernten Optimismus unter https://kihc.ca/the-optimism-test/.

Seine Erkenntnisse über Optimismus brachten Seligman auf eine Idee. Wenn wir *Hilflosigkeit* und *Pessimismus* erlernen können, können wir dann nicht auch *Optimismus* und eine *positive Einstellung* erlernen? Vor allem, wenn wir die drei großen Optimismuskriterien im Blick haben und anstreben? Möchtest du wissen, was du tun kannst?

TU WAS: NEGATIVE DENKE HINTERFRAGEN

Seligman hat ein ABCDE-Modell entwickelt, das bei der Umstellung des Denkens auf Optimismus helfen soll. Zugegeben, es sieht der Rational Emotional Behavior Therapy (REBT) von Albert Ellis und der Cognitive Behavior Therapy (CBT) von Aaron Beck sehr ähnlich. Wir Therapeuten und Forscherinnen mopsen eigentlich ständig was voneinander. So mies sind wir.

Denk an das letzte Mal, als du dich ängstlich gefühlt hast, und mach dir zu jedem dieser fünf Buchstaben ein paar Notizen:

In Seligmans Modell steht das A für **auslösender Reiz** *(adversity)*. Welcher Scheiß löst im Allgemeinen deine Angstreaktion aus?

B steht für **Bewertung** *(belief)*. Wie bewertest du das Ereignis? Sei ehrlich: Wenn etwas häufig Ängste auslöst, hast du wahrscheinlich ein Gedankenmuster à la »SO EINE SCHEISSE!«

C steht für **Konsequenzen** *(consequences)*, obwohl es eigentlich für Cookie stehen sollte. Seligman teilt allerdings nicht meine Meinung, dass du, sobald die Kacke am Dampfen ist, einen Keks essen solltest. Stattdessen möchte er, dass du dir anschaust, wie du auf die Situation und auf deine Vorstellungen reagiert hast.

D steht für **Disput** *(disputation)*. Hier streitest du dich buchstäblich mit deinen negativen Hirngespinsten und richtest deine Aufmerksamkeit auf eine neue Art der Bewältigung. Erinnerst du dich an das Erzählhirn? Du musst eine neue Geschichte erfinden und anwenden.

Und schließlich steht E für **Ergebnis** *(energization)*. Was ergibt sich, wenn du deine Aufmerksamkeit auf eine andere Art zu reagieren richtest? Meisterst du bei aller Angst die Situation besser als in der Vergangenheit? Merkst du, dass sich deine Ängste mit der Zeit ENDLICH verflüchtigen?

Bearbeite zunächst nur die ersten drei Kategorien (A-B-C). Suche in deiner Erinnerung nach Beispielen für Pessimismus und Negativität und notiere sie. Hast du dir da unnötig den Kopf zerbrochen?

Lass dies alles ein paar Tage auf dich wirken. Setz dich dann wieder mit deinen Notizen hin und füge die letzten Kategorien hinzu (A-B-C-D-E). Das wird schwieriger sein, denn dazu musst du den Pessimismus aktiv bekämpfen und dir stattdessen Optimismus beibringen. Aber du schaffst das, Superstar! Es braucht nur Übung, bleib dran!

1. **Auslösen der Reize:** Nur die Fakten, Baby. Beschreibe, was passiert ist (wer, was, wo, wann), und zwar so genau und detailliert wie möglich.
2. **Bewertung**: Was hast du dir dabei gedacht? Und zwar ganz genau. Was war dein innerer Monolog? Egal, ob er grob, gemein oder blöd war. Schreibe ihn auf. Wenn eine Erinnerung oder ein Flashback ausgelöst wurde, zählt das auch dazu.
3. **Konsequenzen**: Wie haben sich diese Gedanken auf deine Gefühle ausgewirkt? Wie auf dein Verhalten? Was ging in deinem Körper vor? Welche Emotionen hast du wahrgenommen? Wie hast du reagiert?
4. **Disput**: Es gibt vier verschiedene Möglichkeiten, wie man negative Betrachtungsweisen angehen kann, und zwar die folgenden (die vielfach erprobt wurden):
   A. **Beweise?** Gibt es Beweise dafür, dass deine Bewertung in der Realität begründet ist? Wenn jemand sagt: »Ich hasse dich«, ist das tatsächlich ein Beweis für deine Bewertung, dass diese Person dich hasst.

Bei den meisten Bewertungen ist das aber nicht der Fall.

B. **Alternativen?** Gibt es eine andere Möglichkeit, die Lage zu bewerten? Was war daran ungewöhnlich (du verhaust nicht jeden Test, du warst nur übermüdet, weil du krank warst)? Was lässt sich überhaupt übertragen (ein mieses Basketballspiel macht dich nicht zu einem miesen Sportler oder gar einem miesen Menschen)? Was haben andere zu der Situation beigetragen (ist es wirklich ALLES nur deine Schuld???)?

C. **Auswirkungen?** Okay, vielleicht hast du es vermasselt. Ist es wirklich eine totale Katastrophe? Wie sieht das große Ganze aus (okay, dieses Vorstellungsgespräch war wohl nichts ... wird mich deshalb von jetzt an bis in alle Ewigkeit niemand mehr einstellen?)?

D. **Nützlichkeit?** Nur weil etwas wahr ist, ist es noch lange nicht nützlich. Wie kannst du die Erfahrung so einordnen, dass sie deinem Leben mehr Sinn gibt? Hast du dadurch mehr Respekt vor Dingen oder Menschen, die du magst? Kannst du diesen Respekt jetzt besser zeigen?

5. **Ergebnis:** Wie fühlst du dich nach dem Disput? Hat sich dein Verhalten geändert? Deine Gefühle? Ist dir bei dem Problem etwas aufgefallen, was du vorher nicht bemerkt hast? Hast du vielleicht sogar eine Lösung gefunden? Dann feiere jetzt deinen Erfolg, das ist toll!

7

WUT

Wenn man im Lexikon den Begriff *Wut* nachschlägt, findet man kaum Hilfreiches. Meist handelt es sich eher um ein Synonym als um eine Definition. Da denkt man: *Nein, nein ... ich weiß, was Gereiztheit ist, was Aggression ist, was Zorn ist. Das hat alles irgendwie mit Wut zu tun. Aber woraus zum Teufel besteht Wut eigentlich?*

Wut ist eine Emotion. Ach echt, ohne Scheiß? Pass auf! Das Wort *Emotion* leitet sich vom lateinischen *emovere* ab, was so viel bedeutet wie »herausbewegen«. Okay. So LANGSAM kommen wir voran. Schauen wir mal:

> *Emotionen sind instinktive Reaktionen, die durch äußere Ereignisse und innere Erinnerungen an vergangene Ereignisse ausgelöst werden. Sie vollziehen sich im mittleren Teil des Gehirns, getrennt von den logischen und kognitiven Prozessen im präfrontalen Cortex.*

Wut ist also eine instinktive Reaktion, die nach außen gerichtet ist. Ergibt Sinn, oder? Im Kern ist Wut eine **instinktive Reaktion, die uns vor Schaden bewahren soll, indem sie uns zu einer konzertierten Aktion drängt.**

Bumm. Da haben wir's. Eine brauchbare und tatsächlich hilfreiche Definition von Wut.

Wut (und durch Wut ausgelöste Aggression) wird auf die gleiche Weise aktiviert wie andere Emotionen. Bei Wut sind an der Aktivierung drei neuronale Systeme beteiligt: Amygdala, Hypothalamus und periaquäduktales Grau. Jede Art von Bedrohung aktiviert diese Bereiche auf unterschiedliche Weise. Das ist zwar sehr interessant, aber für unser Thema nicht so wichtig.

Wichtig ist, dass wir verstehen, was passiert, wenn wir uns in Gefahr wähnen. Wenn wir bedroht werden. Dann schaltet nämlich der Hirnstamm in den Fight-Club-Modus. Mit Wut bereiten wir uns auf den Kampf vor. Das Interessante daran ist, dass die Wut eine Menge Input vom PFC erhält. Das gilt natürlich für alle Emotionen, aber die Wut ist insofern speziell, als sie in den verschiedenen Kulturen sehr unterschiedlich zum Ausdruck kommt. Das bedeutet, dass viele Wutreaktionen erlernt sind, also vom PFC beeinflusst. Wie kann das sein?

WUTKULTUR

Warum sind alle immer so unheimlich sauer? Man muss nicht erst auf YouTube nach »legendären Ausrastern« suchen, um zu sehen, wie manche Leute durchdrehen. Man muss sich nur eine Weile im Supermarkt, auf dem Parkplatz oder im Einkaufszentrum aufhalten, schon sieht man irgendjemanden wegen einer im Großen und Ganzen ziemlich unbedeutenden Sache ausflippen.

Vielleicht kennst du so jemanden. Womöglich ist es jemand, den du magst – oder auch nicht magst? Oder du hast dich selbst schon mal so verhalten.

Es gibt viele Theorien darüber, warum wir wütend sind, und sie ergeben alle sehr viel Sinn. Unser Alltag bietet:

- zu viel Ablenkung
- zu viele Reize
- zu viele Leute
- zu viel von zu vielem

Muss man da nicht den Verstand verlieren? Aber in vielen anderen Ländern, in denen genauso von allem zu viel ist, gibt es nicht annähernd so viele Wutreaktionen wie etwa in den USA oder Europa. Eine schwedische Forscherin war von den kulturellen Unterschieden fasziniert und hat eine Übersicht der Studien zum Thema Wut zusammengestellt und die Wutkultur in den USA, Japan und Schweden verglichen. Ihre Ergebnisse waren faszinierend. So hat sie nachgewiesen, dass den Menschen in Japan ausdrücklich beigebracht wird, dass es zwischen dem, was man innerlich fühlt, und dem, was man nach außen hin darstellt, einen enormen Unterschied gibt. Das schnappt man als japanischer Bürger nicht einfach so von den Mitmenschen auf, sondern es steht im Schullehrplan. In Japan wird einem also beigebracht, wie man mit negativen Gefühlen umgeht.

Bittet man dagegen Amerikaner, unangenehme Emotionen zu erklären, tun sie sich sehr schwer damit. Sie beschreiben Emotionen oft als etwas Inneres, nicht als etwas, das sich auf das Verhalten auswirkt. Es gibt jedoch eine interessante Ausnahme: Wut.

Für viele gilt Wut als eine positive Kraft der Veränderung, die uns hilft, Hindernisse zu überwinden, mit Ängsten umzugehen und unabhängiger zu werden. Eine Studie ergab, dass 40 Prozent der Menschen in den USA der Meinung sind, dass ihre Wut langfristig positive Folgen hat.

Das bedeutet, dass Wut in den USA nicht nur bis zu einem gewissen Grad akzeptiert ist, sondern oft als GUTE Sache gilt.

Unsere kulturellen Regeln und Werte in Bezug auf Wut bringen uns in verdammt große Schwierigkeiten.

- »Da kocht mir die Wut hoch!«
- »Ich habe nur Dampf abgelassen!«
- »Mir platzt der Kragen!«
- »Ich hab wie ein Berserker gewütet!«
- »Ich bin durchgedreht!«
- »Ich habe meiner Wut freien Lauf gelassen.«

Die unterschwellige Botschaft dieser metaphorischen Erklärungen ist, dass die Wut *uns* beherrscht, wir aber nicht die Wut. Vielleicht lieben wir deshalb die Filme, in denen Liam Neeson alle umbringt.

Wir sprechen von Wut in einer Art und Weise, die uns glauben lässt, Wut sei berechtigt, Wut hätte etwas zu sagen, Wut müsse ausgelebt werden. Wir erwarten, dass Wut zu Vergeltung führt, und wir sehen unsere Aufgabe darin, für eine korrigierende Reaktion zu sorgen. Von Kindesbeinen an lernen wir, dass Wut nicht nur erlaubt ist, sondern dass sie ein positives Mittel ist, um Konflikte zu bewältigen.

Das soll nicht heißen, dass Wut immer schlecht ist oder immer eine negative Kraft darstellt. Menschen hätten niemals alle Rechte erlangt, wenn sie nur höflich darum gebeten hätten. Und die Energie, die uns die Wut gibt, kann dazu beitragen, dass wir in bestimmten Situationen angemessen reagieren.

Wenn meine Kinder in Gefahr sind, wird meine Wutreaktion mich dazu bringen, sie zu beschützen. Aber mein Ärger über die Kassiererin, die ausgerechnet dann Pause macht, wenn ich endlich dran bin, der ist für alle Beteiligten nicht sehr nützlich.

WAS IST WUT?

Wut ist, wie alle Gefühle, weder gut noch schlecht, weder richtig noch falsch. Sie IST einfach.

Emotionen sind Informationen, mit deren Hilfe wir Entscheidungen treffen sollen, die uns schützen und uns Sicherheit geben. Sie werden auf der Basis von frisch verarbeiteten Informationen und Erinnerungen an vergangene Situationen im mittleren Teil unseres Gehirns ausgelöst, in der Amygdala.

Positive Emotionen sind eine Art »Weiter so«-Rückmeldung. Unser Gehirn sagt uns: »Ja! Ja, die Kekse aufessen! Ja, mit den Freundinnen wandern gehen! Ja, eine Filmkomödie! All das fühlt sich gut an, lass uns all das machen!«

Negative Emotionen sind das genaue Gegenteil. Sie sind die Katze, die einen Buckel macht, die Ohren anlegt und faucht: »Nein! Ich will nicht! Das fühlt sich weder gut noch sicher, noch schön an! Mach, dass es aufhört!«

Wut löst die Kampf-Flucht-Erstarrungs-Reaktion aus, über die ich bereits im 1. Kapitel gejammert habe.

Eine echte Sauwut zu empfinden, ist ein normaler Teil des Menschseins. Völlig auszuticken, gehört nicht dazu. Meinen Klientinnen sage ich gerne: Du darfst gerne irre SEIN, aber du darfst nicht irre HANDELN. Du bist stinksauer, weil dir jemand den Parkplatz weggenommen hat, auf den du gewartet hast?

Völlig legitim. Deswegen durch die Decke gehen? Nicht sehr hilfreich. Nicht sehr hilfreich für alle um dich herum, nicht sehr hilfreich für die Gesellschaft und – rein egoistisch gesehen – nicht so hilfreich für dich selbst.

Wenn wir regelmäßig den Verstand verlieren, versetzen wir unser Gehirn in einen Zustand ständiger Erregung, der schließlich unsere Schaltkreise durchschmoren lässt (und geliebte Menschen abstößt). Wir programmieren uns darauf, immer in Alarmbereitschaft zu sein. So reagieren wir viel schneller als früher und nehmen mehr Situationen als gefährlich, feindlich oder bedrohlich wahr. Wir rasten dann wegen jeder Kleinigkeit aus.

Unser Gehirn findet nie zur Ruhe und Erholung, und mit dieser Veränderung der Verdrahtung entstehen viele neue Probleme. In der Summe werden diese Störungen *Dysfunktion des autonomen Nervensystems* genannt. Viele weitverbreitete körperliche (Herzkrankheiten, Bluthochdruck, Nahrungsmittelallergien) und psychische Probleme (Depressionen, Angstzustände, PTBS) hängen mit anhaltend erhöhter Erregung zusammen.

Und hier kommen wir wieder auf die Wut zurück, denn Wut ist in dieser Hinsicht der schlimmste Übeltäter.

Um eine berühmte buddhistische Redewendung zu mopsen: Wut ist, wie wenn man ein Stück glühende Kohle umklammert und erwartet, dass die Person, auf die man wütend ist, die Brandblasen bekommt.

WUT ALS SEKUNDÄRE EMOTION

Weißt du, was an der Wut WIRKLICH beschissen ist? An dieser Emotion, die unsere Kultur für so erfolgversprechend hält? Dass sie nicht einmal eine primäre Emotion ist.

Ich weiß, jetzt fragst du: »Was zur HÖLLE soll das bedeuten, Frau Doktor?« Es heißt, dass Wut zwar vielleicht die erste Emotion ist, die man auf irgendeiner Ebene wahrnimmt, und die erste Emotion, auf die man reagiert, aber sie ist garantiert nicht das Erste, was man in einer bestimmten Situation fühlt. Wut ist eine sekundäre Emotion.

Das beste mir bekannte Modell zur Erklärung von Wut trägt das Akronym W-VEB. Es ist das einfachste Konzept, das man sich denken kann.

W*ut wird ausgelöst durch:*

- V*erletzungen*
- E*rwartungen, die nicht erfüllt worden sind*
- B*edürfnisse, die nicht gestillt worden sind*

Natürlich ist es ein wenig komplizierter, da die Wut normalerweise nicht nur einen dieser Trigger hat, sondern ein großes Gewusel aus allen oben genannten Faktoren.

So verwendest du W-VEB. Wenn du das nächste Mal stinksauer bist, stellst du dir die folgenden Fragen:

1. **Bin ich verletzt worden?** Ist etwas passiert, das mich verunsichert hat? Bedroht? Entwertet? Entwürdigt? Das mich einfach nur verdammt traurig macht? Wieso ist diese Situation nach allem, was mir im Laufe der Jahre auf die Eier ge-

gangen ist, besonders schlimm? Liegt es an der Person, die mich scheinbar verletzt hat? Liegt es an einem bestimmten Umstand, der mich mehr stört als andere? War dies in der Vergangenheit ein Problem für mich? Ist das einer dieser bescheuerten TRIGGER, über die die Leute so gerne jammern? Bring den Scheiß auf den Punkt: Warum fühlst du dich verletzt?

2. **Sind meine Erwartungen nicht erfüllt worden?** Hat mein kleines Hirnchen erwartet, dass etwas Bestimmtes passiert, und es ist nicht passiert? War die Erwartung denn realistisch? (Sei ehrlich, okayyy!) Wenn sie realistisch war, ist dann das Nichteintreten eine lebensverändernde Riesenscheiße? Jemand hat dir den Parkplatz weggeschnappt, obwohl du zuerst da warst. Gemein. War es realistisch zu erwarten, dass sich dieses Arschloch an die zivilisierte Parkplatzetikette hält? Scheiße, ja. Andernfalls trennt uns nichts mehr vom totalen Zusammenbruch der öffentlichen Ordnung, alle müssen sich bitte an ein paar verdammte Scheißregeln halten. Aber! Verändert es dein Leben? Nicht sehr. Du findest (irgendwann) einen anderen Parkplatz und parkst (irgendwann) dort ein. Und dann ist es hoffentlich gegessen. Noch mal zum Mitschreiben: War es erstens überhaupt eine vernünftige Erwartung? Ist zweitens die Welt untergegangen, weil die Erwartung nicht erfüllt wurde? Manche Scheiße ist wirklich ernst, manche nicht. Sei ehrlich zu dir selbst: Ist deine Erwartung es wert, sich darüber aufzuregen?

3. **Sind meine Bedürfnisse nicht gestillt worden?** Das ist eine schwierige Frage. Denn wie definierst du, was ein Bedürfnis wirklich ist? Aus buddhistischer Sicht existieren Bedürfnisse

gar nicht, oder? Und auf einer existenziellen Ebene stimmt das auch. Aber auf physiologischer Ebene ist das Gehirn so verdrahtet, dass es dich am Leben erhält. Wenn etwas den Gleichgewichtssinn des Gehirns herausfordert, werden massenhaft GEGENWEHR-Botenstoffe ausgeschüttet, die direkt in die Amygdala fließen.

Bestimmte Dinge triggern diese Kampfreaktion stärker als andere. Klar, unmittelbare Gefahr. Wir müssen uns selbst sicher fühlen. Wir müssen unsere Liebsten in Sicherheit wissen. Nimmt dein Hirn eine Bedrohung für dich, deinen Schatzi, die Kinder oder den Hund wahr, dann zack, einschalten, beschützen, was wichtig ist! Her mit der WUT!

Es gibt noch andere Arten von Sicherheitsbedürfnissen, die wir nicht außer Acht lassen sollten. Der Mensch ist für Beziehungen geschaffen. Wir brauchen die Stabilität von Beziehungen, damit es uns gut geht. Unser Gehirn weiß das, auch wenn die Gesellschaft uns sagt: »Du brauchst niemanden außer dich SELBST, Dicker!« Das ist Blödsinn. Wir leben nicht deshalb in Gemeinschaften, weil wir nicht ausreichend Platz haben, sondern weil wir anders gar nicht überleben würden. Mit dem Bedürfnis nach Gemeinschaft kommt auch das Bedürfnis nach emotionaler Sicherheit. Wir müssen uns in unseren Beziehungen zu anderen Menschen sicher und unterstützt fühlen. Wir müssen eine genaue Vorstellung davon haben, was wir erwarten können. Wir wollen uns geliebt fühlen. Hier geht es um mehr als nur darum, dass irgendein Idiot uns den Parkplatz wegnimmt. Es geht um unser tief verwurzeltes menschliches Bedürfnis danach, dass uns andere Menschen auf der Welt Halt geben. Wir müssen wissen, dass wir bei den Menschen, die wir lieben, sicher sind, dass sie uns auch lieben und dass sie uns nicht verletzen werden, zumindest nicht absichtlich.

Natürlich müssen wir um zwei Uhr nachts raus aus der dunklen Gasse. Und wir müssen weg von dem Auto, das auf der Fahrbahn neben uns schlingert. Aber wir brauchen die Nähe zu Menschen, die uns lieben und uns das Gefühl von Sicherheit geben.

Wut schadet uns dann besonders nachhaltig, wenn diese Beziehung gestört wird. Wenn die Person, bei der wir uns am besten aufgehoben fühlen, irgendetwas tut, das diese Sicherheit infrage stellt.

Ist doch klar, warum ich seit Jahren an diesem Modell zum Verständnis von Wut festhalte, oder? Viele der Situationen, mit denen wir uns täglich auseinandersetzen müssen, ergeben dadurch Sinn.

Zu wissen, woher die Wut kommt, ist weit mehr als die halbe Miete. Nämlich etwa 90 Prozent davon. Hast du schon mal so einen Aha-Moment erlebt, in dem dir klar wurde, warum du dich auf eine bestimmte Art und Weise gefühlt hast, und dann ist das Gefühl einfach ... verpufft?

Und dann gibt es noch die anderen zehn Prozent der Fälle. Wo die Scheiße echt ist und der Umgang damit verdammt schwerfällt. Aber wie schon gesagt, geht man mit Wut am besten so um wie mit jeder anderen Information, die zu berücksichtigen ist, um eine Situation zu lösen. Sie ist weder gut noch schlecht und muss keineswegs die treibende Kraft hinter allen Entscheidungen sein.

TU WAS: WOHER KOMMT DEINE WUT?

Wann warst du das letzte Mal wütend? Beantworte bitte die folgenden Fragen, wenn du dich nicht in unmittelbarer Gefahr befindest oder tatsächlich bedroht bist und nachdem du das W-VEB-Verfahren zur Verarbeitung angewendet hast:

1. Wieso bist du wütend? Hast du das schon herausgefunden? Sind die Gründe berechtigt oder haben sie mehr mit dir und deiner Vergangenheit zu tun als mit der aktuellen Situation? Wenn du dir nicht sicher bist, dann überleg, wann du zum ersten Mal bemerkt hast, dass du wütend bist. Was hast du da um dich herum gesehen, gerochen, gehört, welche Menschen waren da? Was hast du getan? Was taten andere? Worüber hast du nachgedacht? Sind in dem Moment bestimmte Erinnerungen hochgekommen?
2. Falls die Gründe legitim sind: Sind sie etwas, das angegangen werden muss, oder gehören sie zu den Schwachsinnigkeiten des Alltags, die einfach passieren? Knöllchen, verpatzte Essensbestellung ...
3. Falls das Problem angegangen werden muss: Wie lässt es sich am besten lösen? Wie lässt sich die Situation mit so wenig Aufruhr wie möglich korrigieren? Wie kannst du verhindern, dass du dabei noch mehr verletzt wirst (körperlich, seelisch und geistig)? Wie kannst du den (körperlichen, geistigen und seelischen) Schaden für andere so gering wie möglich halten? Muss das Problem sofort an-

gegangen werden oder kann es warten, bis du dich beruhigt hast und dich sicherer fühlst? Gibt es jemanden, mit dem du reden kannst, der eine gesunde, hilfreiche Sichtweise hat, zum Beispiel eine Therapeutin, ein Freund, eine Mentorin, ein Angehöriger? Jemand, der dich kennt, dich liebt und dich gegebenenfalls durchschaut und festnagelt?

Nachdem du agiert (statt reagiert) hast: Bewerte die Ergebnisse. Hat es funktioniert? Ist dies eine Strategie, die du wieder anwenden kannst? Bist du immer noch wütend oder fühlst du dich jetzt besser und sicherer?

8

SUCHT

Lass uns gleich mit einer universellen Wahrheit beginnen: **Fast jeder ist irgendwann in seinem Leben süchtig nach irgendetwas**. Ja, sehr wahrscheinlich auch du. Ich auf jeden Fall.

Wenn du dieses Buch in der Absicht in die Hand genommen hast, jemandem zu helfen, der dir am Herzen liegt, solltest du als Erstes erkennen, dass du selbst mit einer Form von Sucht zu kämpfen hast.

Ja, ich weiß, das klingt ziemlich mies. Aber hab einen Moment Geduld mit mir, es ergibt gleich einen Sinn.

Der Begriff *Sucht* wurde ursprünglich von den ersten Seelenheilkundlern (Freud und anderen) und den ersten Selbsthilfegruppenleitern (bei den Anonymen Alkoholikern und anderen) auf der Grundlage ihrer Wahrnehmungen und Messungen definiert. Man war sich einig, dass Sucht nach der Gleichung *Verlangen plus zwanghafter Konsum* funktioniert.

Das war ein einfaches Modell, und es war unser erster Schritt in Richtung Suchtbehandlung. Aber es beschrieb nicht wirklich alles, was Sucht sein kann, besonders im Lichte der neueren neurowissenschaftlichen Forschung.

Unser Wissen darüber ist zwar keineswegs vollständig, aber wir verstehen inzwischen, dass Sucht VIEL mehr ist als Verlangen plus Konsum. Die Neurobiologie ist in puncto Sucht äußerst kompliziert, aber neue Forschungsergebnisse verschaffen uns allmählich bessere Einsichten als früher. Wir wissen, dass die Sucht nach Substanzen die Lustbahnen im Gehirn HAMMERMÄSSIG aktiviert – wenn auch bei jedem Menschen auf einem anderen Niveau. Das erklärt, warum manche Menschen besonders anfällig für eine Abhängigkeit sind, während sich andere bei denselben Substanzen einfach nur mies fühlen. Wir wissen auch, dass allein die Erwartung des Konsums allerlei Dopaminsignale im Gehirn auslösen kann. Deshalb kann auch dann Suchtverhalten auftreten, wenn gar keine bewusstseinsverändernde Substanz eingenommen wird.

Gabor Maté hat in seinem Buch *Im Reich der hungrigen Geister* eine Definition von Sucht aufgestellt, die ich seit der Lektüre immer wieder verwende, auch in meiner Dissertation:

Sucht ist jedes wiederholte Verhalten in Bezug auf bestimmte Substanzen oder nicht, zu dem sich ein Mensch gezwungen fühlt, ungeachtet der negativen Auswirkungen auf sein Leben und das Leben anderer. Zur Sucht gehören:

1. *zwanghafte Beschäftigung mit dem Suchtverhalten und eine Vorliebe dafür*
2. *Beeinträchtigung der Kontrolle über das Verhalten*
3. *Weitermachen oder Rückfall trotz nachgewiesener Schädigung*
4. *Unzufriedenheit, Reizbarkeit oder intensives Verlangen, wenn das Objekt – sei es eine Droge, eine Tätigkeit oder etwas anderes – nicht sofort verfügbar ist*

Manche Süchte sind klar zu erkennen. Etwa bei der obdachlosen Frau mit den frischen Nadelspuren an den Armen und jeder Menge alter Narben. Bei dem Mann, der sein Haus und sein Auto wegen Spielschulden verloren hat und sich nun vor kriminellen Gläubigern versteckt.

Andere Süchte sind weniger gravierend und leichter zu bedienen, sodass man trotzdem jeden Tag aufstehen und funktionieren kann. Diejenigen von uns, die sich nach einem harten Tag eine Tüte Chips oder eine Schachtel mit Muffins holen, wissen, was ich meine. Oder die Schuhe kaufen gehen, um das achte Paar schwarze Sandalen zu kaufen, die sie nie tragen werden.

Es gibt Süchte, die einen völlig aus der Gesellschaft ausschließen. Süchte, mit denen man innerhalb ihrer Grenzen gerade noch überlebt. Und Süchte, die zu einer Barriere zwischen einem selbst und dem Rest der Welt werden. Letzten Endes ist es nur eine Frage des Grades.

Wie definieren wir aber, wann wir in den Bereich der Sucht übergehen? Als Therapeutin mit Schwerpunkt Beziehungsarbeit ist meine Antwort einfach: **wenn die Sucht unsere Hauptbeziehung wird.** Vielleicht nicht in unserem Herz oder Kopf. Aber definitiv in unserem Verhalten. Haben wir unsere Süchte nicht unter Kontrolle, verbringen wir Zeit, Ressourcen und Energie mit der Sucht und nicht mit den Menschen, die wir lieben. Und auch nicht, seien wir mal ehrlich, mit uns selbst.

WOHER KOMMT SUCHT?

Woher kommt eine Sucht? Und warum zum Teufel behaupte ich, dass praktisch jeder in irgendeiner Form süchtig ist?

Wenn wir uns einer Sucht so sehr hingeben, dass sie Vorrang vor unseren Beziehungen zu anderen Menschen hat, dann ist das ein Problem. Es ist eine Bewältigungsmethode, die uns nicht mehr beruhigt, sondern uns völlig beherrscht.

Sucht ist die Domäne der Sensiblen. Der Empathischen. Der Menschen, die schon früh die dunklen, verborgenen und kaputten Seiten der Gesellschaft bemerken. Wir lernen, dass jeder Hinweis auf diese Unstimmigkeiten Bestrafung nach sich zieht. Uns wird gesagt, dass brave Buben und Mädchen solche Dinge nicht bemerken. Und wenn sie es doch tun, dann reden sie GANZ GEWISS nicht darüber. Also übernehmen wir die Verantwortung für die ganze dunkle, kaputte Scheiße. Wir schlucken das alles herunter und es zerfrisst uns von innen. Offenbar ist alles unsere Schuld. Wir sind eindeutig keine guten Menschen. Beziehungen sind nicht sicher. Der einzige Weg, das alles durchzustehen, ist ein Mechanismus zur Bewältigung und Unterstützung.

Wer ein Trauma erlitten hat, wer so schwer verletzt wurde, dass der Welt nicht mehr zu trauen ist, wird viel, viel, viel anfälliger für Suchtverhalten. Irgendwann im Leben fangen die meisten an, etwas zu nehmen, damit sie sich besser fühlen. Sie sind hungrig nach etwas, das sie nicht bekommen. Also beginnen sie, dieses Bedürfnis mit anderen Dingen zu stillen. Mit Substanzen, Verhaltensweisen, Aktivitäten. Was auch immer sie wählen, es hilft wahrscheinlich eine Zeit lang. Es stillt den rasenden Hunger, den sie verspüren, und hilft zu vergessen, was sie wirklich brauchen.

In Wirklichkeit sind Süchte nur aus dem Ruder gelaufene Bewältigungstechniken. Zwischen gesunder Bewältigung und Sucht liegt eine große, unscharfe Grauzone. Ein großer, verschwommener Bereich, in dem man langsam die Kontrolle über die eigene Bewältigungsfähigkeit an eine Substanz, eine Aktivität oder ein Verhalten abgibt. Die Sucht übernimmt allmählich die Kontrolle und beherrscht mehr und mehr Lebensbereiche.

Erlernte Bewältigungstechniken können dabei helfen, auf dem Boden zu bleiben und schwierige Zeiten zu überstehen. Sie sind nicht dazu gedacht, die Realität auszublenden oder echte Beziehungen zu ersetzen.

Falls wir also nicht ganz bei denen sein können, die wir lieben, falls wir uns in unserer Haut nicht ganz sicher fühlen können, bedeutet das, dass das Mittel, das wir gewählt haben, um durchzuhalten, wie eine Sucht wirkt.

WIE WIR GESUNDEN

Es gibt im Grunde zwei Arten der Suchttherapie. Das herkömmliche Modell der Suchtbehandlung basiert auf Abstinenz. Das heißt, man darf sich überhaupt nicht auf die Sucht einlassen, Verzicht ist der einzige Weg zur Heilung. Die andere Behandlungsart ist die Schadensminimierung. Bei dieser Methode handelt es sich eher um eine Art Verhandlung mit der Sucht, bei der Möglichkeiten gefunden werden, den durch den Konsum entstehenden Schaden zu verringern. Lass uns nun darüber sprechen, wie diese Therapien in der Praxis funktionieren.

ABSTINENZ

Ich bin mit dem Gedankengut der Anonymen Alkoholiker aufgewachsen. Da mein Vater trockener Alkoholiker war, verbrachten wir sehr viel Zeit bei AA-Treffen, -Veranstaltungen und

-Konferenzen und oft kamen Menschen zu uns nach Hause, die gerade erst abstinent geworden waren. Die Anonymen Alkoholiker waren bei ihrer Gründung vor etwa 80 Jahren einzigartig. Die Idee dahinter ist, dass Menschen mit Suchterfahrung anderen ihre Unterstützung anbieten und ihnen auf dem Weg zur Abstinenz helfen. Es geht darum, sich einer höheren Macht anzuvertrauen, was auch immer das für jeden Einzelnen sein mag. Viele, die sich mit religiös angehauchten Angeboten schwertun, fühlen sich dabei nicht wohl. Und in manchen Gruppen haben sich weitere Vorschriften herausgebildet, die als ausgrenzend empfunden werden. Einige Gruppen finden zum Beispiel, dass Trockensein bedeutet, gar keine bewusstseinsverändernden Substanzen einzunehmen, auch keine Medikamente bei psychischen Störungen.

Das ist schade, denn das AA-Konzept kann für die Gesundung von großem Nutzen sein. Und was ist schon eine höhere Macht? Für manche ist das einfach die größere Gemeinschaft, die sie umgibt, gesunde Beziehungen, im Einklang sein mit der eigenen inneren Stimme. Es muss nicht unbedingt ein wie auch immer gearteter allmächtiger Gottvater sein. Und man sollte auch nicht die Medikamente aufgeben müssen, die einen bei Verstand halten, während man sich von den wahnsinnig machenden Süchten abzunabeln versucht.

Es gibt viele Gruppen, die ein Zwölf-Schritte-Programm wie bei den Anonymen Alkoholikern befolgen und Unterschiede in den jeweiligen Überzeugungen berücksichtigen. Manche Gruppen sind 24 Stunden am Tag online und fast überall auf der Welt zugänglich. Andere sind auf bestimmte Personengruppen zugeschnitten, die sich in den allgemein zugänglichen Runden vielleicht nicht wohlfühlen würden, beispielsweise Gruppen für genesende LGBT-Personen oder die Wellbriety-Bewegung, die sich auf die besonderen Bedürfnisse indigener Menschen spezialisiert hat.

Es gibt natürlich auch Programme, die nicht dem traditionellen Zwölf-Schritte-Plan folgen, aber ebenfalls auf Abstinenz setzen. Diese Programme existieren auch schon seit einiger Zeit, berücksichtigen jedoch zudem neuere Forschungsergebnisse zum Thema Abstinenz. Diese Programme legen den Schwerpunkt im Allgemeinen mehr auf Selbstwirksamkeit und Selbstbeherrschung als auf Gruppendynamik und himmlische Mächte.

Das ist alles sehr vereinfacht dargestellt, aber ich möchte damit nur aufzeigen, dass es auch außerhalb des Zwölf-Schritte-Programms Möglichkeiten gibt, abstinent zu leben. Und da es eine große Auswahl gibt, ist auch die Chance größer, dass du etwas findest, was zu dir passt.

SCHADENSMINIMIERUNG

Es gibt zwei Situationen, in denen eine schadensminimierende Behandlung die beste Wahl ist:

1. wenn sie das ist, was du tun MUSS.
2. wenn sie das ist, was du tun WILLST

Die Sache ist die: Einige Süchte können vollständig aufgegeben werden und die Genesung kann durch völlige Abstinenz erreicht werden. Man kann schließlich ewig leben, ohne Alkohol zu trinken oder ein Lotterielos zu kaufen.

Aber manchmal steht Abstinenz einfach nicht zur Wahl. Esssucht? Du musst trotzdem jeden Tag etwas essen. Auch die meisten Arbeitssüchtigen sind nicht so wohlhabend, dass sie einfach ihren Job kündigen und ins Kloster gehen können, um dort heilsame Ruhe zu finden.

Sexsucht? Man könnte auch hier Abstinenz als eine geeignete Behandlungsstrategie vorschlagen, aber ich hatte noch nie jemanden in Behandlung, der den grundsätzlichen Verzicht auf Sex als Behandlungsoption erwogen hätte. Und da die meisten von ihnen feste Partner hatten, würden auch deren Partner nicht zustimmen.

Hinzu kommt, dass manche Menschen die Substanz oder das Verhalten, um die sich ihre Sucht dreht, nicht aufgeben WOLLEN. Zum Beispiel möchte jemand, der sexpositiv ist, vielleicht weiterhin Pornos gucken, aber auf bewusste, aufbauende Art und Weise, ohne dass der Pornokonsum das Leben beherrscht. Vielleicht möchte jemand bestimmte Substanzen kontrolliert konsumieren und nicht so, dass es sich negativ auf das Leben auswirkt.

Ja, klar, manche Süchte sind so irre gefährlich, dass Abstinenz wahrscheinlich das Einzige ist, was das Leben rettet. Crack oder Kokain? Versuch lieber nicht, es in Maßen zu genießen.

Die meisten abstinenzorientierten Genesungsprogramme lassen keine schadensminimierende Entwöhnung zu, auch nicht die Verwendung weniger schädlicher Substanzen zur Abmilderung der Folgen des Verzichts auf die schädlichen Substanzen. So wird zum Beispiel die Verwendung von Methadon (legal) oder Marihuana (zum Teil legal) zur Unterstützung der Entwöhnung von harten Drogen heftig diskutiert.

Bei einigen Substanzen (vor allem bei Alkohol und Heroin) ist ein medizinischer Entzug erforderlich, um schwere Komplikationen oder sogar den Tod zu verhindern. Ein Entzug ist natürlich nicht dasselbe wie Suchtbehandlung oder Genesung. Er dient nur dazu, den medizinisch gefährlichen Teil der Entgiftung zu überstehen, damit man mit der Behandlung und Genesung fortfahren kann.

Natürlich ist der Entzug bei manchen Substanzen echt furchtbar, auch wenn kein medizinisches Risiko dabei besteht. Koffeinsüchtige wissen, wie schlimm es sich anfühlt, wenn man die nötige Dosis nicht bekommt. Dass man vor dem ersten Macchiato kein Mensch ist, steht schließlich nicht umsonst auf vielen Bürokaffeebechern.

Der strenge Entzug (sei es in der Klinik oder mit Abstand zur Kaffeekanne ans Bett gekettet) ist für viele Leute ein großes Hindernis. Zwar gibt es dafür immer mehr kostenlose medizinische Programme, allerdings kommen die nicht für den Lohnausfall auf oder bieten Kinderbetreuung an oder Ähnliches.

Aus all diesen und weiteren Gründen wird die Schadensminimierung immer häufiger zu einer Behandlungsoption. Es gibt viele unterschiedliche Programme und Therapeuten, die in ihrer Praxis alle möglichen Strategien zur Schadensminimierung als Teil der Suchttherapie anwenden. Und ja, ich gehöre absolut zu diesen Fachleuten.

Ich glaube nicht, dass man erst völlig abstinent sein muss, bevor man sich mit den emotionalen Hintergründen befasst. Suchtverhalten ist eine Art, wie Menschen mit ihren Traumata umgehen. Wir müssen an dem zugrunde liegenden Trauma arbeiten und einen anderen Umgang damit finden, bevor wir auf die Bewältigung verzichten. Solange die Sucht nicht die am wenigsten hilfreiche Bewältigungsstrategie ist, wird es verdammt schwer sein, sie zu behandeln.

SÜCHTE LOSWERDEN

Für meine Klienten habe ich eine ganze eigene Art der Suchtbehandlung entwickelt. Damit liege ich nicht richtiger oder falscher als andere, aber da ich diese Arbeit schon sehr lange mache, habe ich Genesungswege gefunden, die den Menschen, mit denen ich arbeite, guttun und meiner eigenen Weltanschauung und Behandlungsweise entsprechen.

Wer behauptet, er kenne die BESTE Methode zur Behandlung von Sucht, ist ein verdammter Lügner. Ich würde so einen Unsinn niemals erzählen. Nimm also meine Ratschläge nur als das, was sie sind: Ratschläge. Setze das um, was bei dir funktioniert, und lass den Rest einfach weg.

1. **Sieh die Sucht in deinem Leben als eine Art Ersatzbeziehung an.** Miese Gewohnheiten rutschen in den Bereich Sucht, wenn sie die wahren Beziehungen zu den Menschen um uns herum und zu uns selbst allmählich ersetzen. Wir werden von der Substanz oder dem Verhalten, das unsere Sucht bedingt, beherrscht. Diese Dinge sind dann mehr als nur Elemente unseres Lebens, sondern dessen Mittelpunkt. Suchtentwöhnung bedeutet zunächst einmal, dies zu erkennen. Vielleicht denkst du ja, dass du keine Beziehungen hast, die es wert sind, gerettet zu werden. Oder du glaubst womöglich gar, dass DU es nicht wert bist, gerettet zu werden. Ich würde vorschlagen, das anders zu sehen, aber das liegt nicht an mir. Meiner Ansicht nach solltest du, liebe Leserin, lieber Leser, die Möglichkeit in Betracht ziehen, dass in der Welt da draußen gute Beziehungen zu haben sind. Deine derzeitige Sucht ist ein fieses, dreckiges Miststück, das dich

niemals so lieben wird, wie du es verdienst. Wenn du mit einer Sucht zu tun hast, dann achte darauf, welche Bedürfnisse damit befriedigt werden, und überlege, ob dies wirklich der richtige Umgang damit ist. Sobald wir uns unseres Umgangs mit der Sucht bewusst werden und uns vor Augen führen, dass wir die Sucht über uns selbst und über andere stellen, wird es immer schwieriger, sich weiterhin dafür zu entscheiden. Gib deiner Sucht nicht nach, ohne dir klar darüber zu sein, was du da tust. Wenn du bewusst und mit Blick auf die Konsequenzen handelst, wird es immer schwieriger, dich selbst und die Menschen, die du liebst, zu verarschen.

2. **Du bist für dich selbst verantwortlich. Wirklich. Auch wenn du das Gefühl hast, dass du es nicht bist. Auch wenn du das Gefühl hast, dass du es nie warst.** Letztendlich ändert sich dein Verhalten nur, *weil du es willst.* Du wirst dich ändern, weil du besser werden willst, weil du möchtest, dass deine Beziehungen sich verbessern. Selbst wenn du vom Gericht zu einer Therapie verdonnert wirst, hängt es letztlich davon ab, ob du wirklich clean und trocken bleiben willst. Egal, was man dir sagt – ob du es tust oder nicht, hängt letztendlich nur von dir selbst ab. Denk daran, wenn du das Gefühl hast, dich gegen Autoritäten auflehnen zu müssen. Was willst DU für dich selbst? Bringt dich das, was du tust, ans Ziel?
3. **Es ist viel einfacher, mit etwas Neuem anzufangen, als mit etwas Altem aufzuhören.** Viele wirklich gute Therapeuten scheuen davor zurück, mit Suchtkranken zu arbeiten, weil es ihrer Ansicht nach nur darum geht, sie dazu zu bringen, mit etwas aufzuhören. Ich verfolge einen anderen Ansatz. Statt an der Sucht selbst arbeite ich an gesünderen Verhaltensweisen und besseren Beziehungen. Auch wenn wir

das Bewusstsein für die Vorgeschichte und/oder das Verhalten im Zusammenhang mit der Sucht schärfen, konzentrieren wir uns im Allgemeinen nicht auf die Sucht selbst. Wird ein gesünderes Ich aufgebaut, gibt es immer seltener die Notwendigkeit, die Sucht als Bewältigungsmittel zu gebrauchen. Kürzlich wurde ich gefragt: »Wie oft besteht die Therapie nur darin, Leute dazu zu bringen, mehr rauszugehen?« Und die Antwort lautet: Sehr oft!!! Du musst, um zu genesen, nicht gleich in die Vollen gehen, aber du kannst jeden Tag eine Kleinigkeit tun, durch die du dich besser statt schlechter fühlst, oder? Und dann solltest du darauf achten, wie du dich fühlst, wenn du DIESE Sache tust und nicht das mit der Sucht.

4. **Denk daran, dass Entwöhnung und Genesung ein breites Feld sind.** Die für dich beste Strategie im Rahmen dieses Spektrums bestimmst du selbst, und du kannst entscheiden, wann sich diese Strategie verändert. Lebe abstinent, wenn das für dich funktioniert. Reduziere den Konsum und grenze den Schaden ein, wenn das besser klappt. Ein Teil des Prozesses besteht darin herauszufinden, wer du bist und wer du im Verhältnis zu deiner Sucht sein kannst. Ich habe mit Menschen zusammengearbeitet, die schnell gemerkt haben, dass sie nur einmal Poker spielen mussten, um innerhalb eines Monats an der Nadel zu hängen. Nur totale Abstinenz konnte sie davor schützen. Dann habe ich mit anderen gearbeitet, die durch Marihuana von harten Drogen weggekommen sind. Einige haben später auch das Marihuana aufgegeben (da der Konsum dort, wo es nicht legalisiert ist, natürlich ein gewisses juristisches Risiko mit sich bringt), und andere konsumierten weiterhin jahrelang ohne

Rückfall Marihuana. Grundsätzlich bist du natürlich für alle Konsequenzen deines Verhaltens selbstverantwortlich und musst diese im Blick behalten. Wenn du zum Beispiel einen Drogentest machen musst und dabei auffliegst, kannst du nicht diesem Buch die Schuld geben.

5. **Hör auf, dir was vorzumachen.** Verarsch dich selbst und andere nicht. Lass es sein, anderen Sand in die Augen zu streuen oder dir selbst einzureden, dass du gute Entscheidungen triffst, obwohl du genau weißt, dass das nicht der Fall ist. Vielleicht hast du bis zu diesem Punkt dein Leben nicht wirklich in der Hand gehabt, aber hiermit erteile ich dir die Erlaubnis, es ENDLICH IN DIE HAND ZU NEHMEN. Übernimm für alles darin Verantwortung. Wenn du dich deiner Sucht hingibst, dann stehe ehrlich dazu. Gib nicht jemand anderem die Schuld. Mach dir klar, dass dein Suchtverhalten eine Entscheidung ist, die du triffst. Und triff sie bewusst. Anstatt zu sagen: »Mein Partner hat mit mir Schluss gemacht, also ist es seine Schuld, dass ich Drogen nehme, ich halte es anders nicht aus«, solltest du lieber denken: *Mein Partner hat mit mir Schluss gemacht, und das hat meine Angst vor dem Verlassenwerden getriggert. Ich entscheide mich für das Suchtmittel, weil es mir bisher am besten bei der Bewältigung geholfen hat, und weil es mich überfordern würde, jetzt etwas Neues auszuprobieren.* Wenn du bewusst die Verantwortung für dein Suchtverhalten übernimmst, fällt es dir möglicherweise schwerer, dich damit selbst zu verletzen.

6. **Erkenne deine Trigger.** Solange du die Augen verschließt, wirst du überall anstoßen. Erst wenn du mit offenen Augen durch die Gegend läufst, kannst du davon eine Karte zeichnen. Wenn du dich bei deinem Suchtverhalten ertappst,

sollte st du die Schritte nachvollziehen, die dazu geführt haben. In der Suchtbehandlung hat sich die Frage nach vier triggernden Zuständen bewährt: *Bin ich hungrig? Wütend? Einsam? Müde?* Wenn du deine Trigger auf dem Schirm hast und dich für dein Handeln verantwortlich fühlst, wird es immer schwieriger, deinem Suchtmittel treu zu bleiben.

7. **Vergib dir deine Scheiße.** Du bist eine Niete. Ich bin auch eine. Hurra, wir sind Menschen! Gönn dir angesichts dieser Tatsache etwas Selbstmitgefühl. Selbstmitgefühl ist das Gegenteil von Selbstwertgefühl. Es geht um dein Inneres und nicht um die Erfolge und Misserfolge nach außen. Es bedeutet, dass du dir deine Fehler und deine menschliche Unvollkommenheit verzeihst. Natürlich heißt das nicht, dass du ein egoistisches Arschloch sein darfst. Macht man sich seine menschliche Schwäche bewusst und übt auch dann Selbstfürsorge, wenn man überhaupt nicht mit sich im Reinen ist, übernimmt man Untersuchungen zufolge tatsächlich mehr Verantwortung für die eigenen Taten. Kristen Neff hat ein erstaunliches Buch mit dem Titel *Selbstmitgefühl* verfasst. Lies es, falls du es noch nicht getan hast. Mein Leben hat es verändert.
8. **Und vergib auch den anderen ihre Scheiße.** Ich weiß, dir ist schlimmer Mist passiert. Wirklich übles Zeug. Und dir wird auch weiterhin Fürchterliches passieren. Manchmal sind Menschen eben einfach nur kacke. Beim Vergeben geht es nicht um die anderen, sondern darum, wie viel Blödsinn du selbst mit dir herumtragen willst. Nicht so furchtbar viel, schätze ich. Vergebung bedeutet nicht, dass man sich anhaltende Gemeinheit gefallen lässt. Vielmehr trägt sie dazu bei, dass man besser Grenzen setzen kann, damit man weiß,

wie man sich in Zukunft schützen kann. Und sie eröffnet die Möglichkeit zu mehr echten Gesprächen mit den Mitmenschen, anstatt sich nur noch mit den eigenen Dämonen zu unterhalten.

9. **Rechne mit deiner menschlichen Unvollkommenheit.** Gib dein Bestes, um dein Bestes zu geben. Aber im Ernst: Du wirst es verkacken. Vielleicht wirst du sogar rückfällig. Und weißt du was? Entweder du gewinnst oder du lernst. Nimm also dein Scheitern als Chance, gute Informationen über dich selbst zu sammeln. Was hast du dieses Mal anders gemacht? Was kannst du aus dieser Erfahrung mitnehmen und beim nächsten Mal verändern? Es ist verdammt mutig, einen Fehlschlag durch Erkenntnis zu adeln. Und du hast das Zeug zum Helden!

TU WAS: WOZU KANNST DU JA SAGEN?

Sucht wird oft als Mangel an Willenskraft betrachtet. Die Ex-Präsidentengattin Nancy Reagan fand, dass es eigentlich ganz leicht sei, man müsse nur *NEIN* sagen.

Und das wird dann zu unserem inneren Monolog: *Warum kann ich das nicht, wenigstens ab und zu? Warum kann ich nicht einfach Nein sagen?* Das führt zu einer Schamspirale und blockiert unsere Fähigkeit zum Selbstmitgefühl.

Wenn Süchte andere Beziehungen verdrängen, sollten unsere ersten Schritte zur Genesung genau damit beginnen.

Setz dich also hin und mach eine Liste: Wozu kannst du *Ja* sagen? Nicht als Ersatz für die Sucht. Nicht anstelle von etwas anderem oder als Verzicht auf etwas anderes. Das Leben ist ja kein Tauschgeschäft. Es ist wirklich nicht fair, dass du das aufgeben sollst, was dir bisher am meisten geholfen hat. Ich weiß natürlich, dass das dein Endziel ist. Aber damit müssen wir noch nicht anfangen, wenn du noch nicht so weit bist.

Sag einfach Ja zu etwas Neuem. Zu etwas, das du früher geliebt hast, aber nicht mehr tust. Oder zu etwas, das du schon immer mal ausprobieren wolltest.

Erweitere die Grenzen deines Lebens, indem du etwas dazunimmst. Was passiert? Was verschiebt sich? Was brauchst du jetzt noch? Was brauchst du nicht mehr?

9

DEPRESSION

Depression ist wieder so ein Wort, das wir oft wahllos raushauen und als Etikett verwenden, sodass es seine wahre Bedeutung verloren hat. Ich habe mich dessen schuldig gemacht und ich wette, du auch. Ich habe das Wort *depressiv* benutzt, um meine Gefühle auszudrücken, als der Bioladen meine Lieblingsingwerkekse aus dem Sortiment genommen hat. Dabei wäre mein Gemütszustand mit »stinksauer und enttäuscht« viel treffender beschrieben gewesen.

Es ist keine Depression, wenn deine Mannschaft in der Verlängerung verliert, du deine Lieblingsuhr verlegst, du gefeuert wirst oder dich von deiner Frau trennst. Zugegeben, all diese Schicksalsschläge sind unterschiedlich problematisch, aber im Kern handelt es sich um Verluste, die ein verständliches Maß an Trauer hervorrufen (das Thema des nächsten Kapitels). Trauer und Verlust können durchaus traumatisch sein und zu Depressionen führen. Aber wenn wir genug Raum und Zeit zur Erholung haben, erholen wir uns auch. Depressionen sind ein viel tückischeres Problem. Und manchmal haben sie nichts mit einem erkennbaren Verlust zu tun.

Genau wie Angstzustände hängen Depressionen mit der Biochemie von Stress zusammen. Ängste sind eine Überreaktion auf Stresshormone. Der Körper wechselt in den Überlebensmodus, um sich zu schützen, und zwar auf der Grundlage dessen, was er für real hält. **Ängste sind also eine biochemische Überreaktion auf Stress.**

Durch Depression will uns der Körper sagen: *Nichts, was ich tue, hilft, denn alles ist kacke, egal, was passiert.* Depressionen sind eine biochemische Reaktion auf Stress, die durch erlernte Hilflosigkeit entsteht.

Durch Depression sagt unser Körper: *Wenn nichts, was ich tue, einen Unterschied macht, hat es keinen Sinn, sich über IRGENDETWAS zu freuen.* Robert Sapolsky definiert Depression als »eine genetisch-neurochemische Störung, die einen starken äußeren Auslöser voraussetzt und deren charakteristische Manifestation die Unfähigkeit ist, sich an Sonnenuntergängen zu erfreuen«. Ich definiere Depression als klinischen Fall von Scheiß-drauf.

In seinem Buch *Tribe. Das verlorene Wissen um Gemeinschaft und Menschlichkeit* schreibt Sebastian Junger über den Zusammenhang zwischen Depression und Wut. Denn auch Depression wird im Rahmen der Kampf-Flucht-Erstarrung-Reaktion ausgelöst. Wenn die Wut auf den Kampf vorbereitet, dann ist die Depression der Versuch des Gehirns, sich zu verkriechen – um nicht aufzufallen, um nicht zu aktiv zu sein, um nichts zu tun, was einen in größere Gefahr bringen könnte.

Depression ist nicht dasselbe wie Traurigkeit, Trauer, Traumabewältigung oder Verlustbewältigung. Eine Depression ist die vollständige Abschaltung von allem, was das Menschsein zu einer schönen Erfahrung macht. Das wichtigste und durchgängigste Symptom der Depression ist die *Anhedonie*, was so viel heißt wie »die Unfähigkeit, Freude zu empfinden«. Das Wort an sich heißt eigentlich so viel wie »nicht hedonistisch«. Wer mit Depressionen ringt, hat alle möglichen Gefühle: Schuld, Scham,

Wut, Reizbarkeit, Hoffnungslosigkeit, überwältigende Trauer. Aber nur selten erlebt er Emotionen wie Vergnügen, Dankbarkeit, Verbundenheit und Freude. Und wenn man solche positiven Empfindungen sucht, werden sie einem meistens wieder entrissen. Die Depression raubt all das Wunderbare, das das Menschsein lebenswert macht.

Das Wort *Depression* kommt vom lateinischen Wort *deprimere*, was so viel bedeutet wie »niederdrücken«. Ja, genau. Depressionen wirken wie ein Anker im Schlamm. Eine schwere depressive Störung wird diagnostiziert, wenn die Anhedonie mindestens zwei Wochen lang jeden Tag vorliegt. Andere Symptome, die ebenfalls sehr, sehr häufig auftreten, sind:

- geringe Energie/Müdigkeit
- leichter chronischer Schmerz
- Konzentrations-, Entscheidungsschwierigkeiten
- sich schuldig und/oder wertlos fühlen
- irre viel oder schlecht oder gar nicht schlafen
- entweder total zappelig oder total lahm sein (Bewegung wie unter Wasser, Hirn wie in Watte gepackt)
- zwanghafte Gedanken an den Tod (morbide Ideation) oder an Selbstmord (suizidale Ideation)
- Veränderung der Essgewohnheiten (und als Folge 5 Prozent Gewichtszu- oder -abnahme)
- Reizbarkeit, Wut, niedrige Stresstoleranz

WIE FUNKTIONIERT DENN DAS MIT DEM GENESEN?

Die schlechte Nachricht ist, dass es kein Zaubermittel zur Heilung von Depressionen gibt. Aber das ist auch gleichzeitig die gute Nachricht. Denn du kannst das Mittel suchen, das für dich am besten funktioniert. Und scheiß auf alle, die sagen, dass du das nicht richtig machst. Es gibt keine Vorschrift, welche Behandlung du in Anspruch nehmen solltest. Wichtig ist nur, dass du dir die vielen verschiedenen Angebote bewusst anschaust, die zur Wahl stehen – besonders, wenn irgendjemand versucht, dir die vermeintlich einzig richtige Behandlung aufzudrängen.

Erst in jüngster Zeit haben Ärztinnen und Therapeuten damit begonnen, traumaorientierte Methoden in ihre Behandlungsangebote einzubeziehen. Wenn die Formel *Depression = Veranlagung + Trigger* richtig ist, wäre es dann nicht sinnvoll, sich mit möglichen Triggern zu befassen? Ich weiß, dass wir das alles schon behandelt haben. Aber nur so zur Erinnerung ...

Sehr wenig von unserer genetischen Programmierung ist in Stein gemeißelt. Zwei bis fünf Prozent ALLER Krankheiten lassen sich auf ein einziges fehlerhaftes Gen zurückführen. Aber viele, viele, VIELE Krankheiten lauern in unserem Genom und können unter den richtigen Bedingungen ausgelöst werden. Der hochtrabende Begriff dafür ist *Epigenetik*.

Heee, Moment mal, Frau Doktor. Heißt das, dass meine Depression irgendwann mal eingeschaltet wurde und dass sie sich auch wieder ausschalten ließe?

Als obernervige Therapeutin antworte ich darauf mit einem ganz klaren Vielleicht.

Wenn du weißt oder zumindest den dringenden Verdacht

hast, dass deine Gemütsstörung auf ein schweres Trauma zurückzuführen ist, könnte es echt sinvoll sein, neben den anderen Symptomen auch das Trauma zu behandeln.

Krass, Frau Doktor, bedeutet das, dass ich vielleicht nicht ewig Pillen schlucken muss? Dass ich den Scheiß nicht an meine Kinder vererbe? Dass es nicht von Jahr zu Jahr schlimmer wird wie bisher?

Wieder nur einige ganz klare Vielleichts. Leider. Ich wünschte, ich hätte bei diesem Thema irgendwelche Zaubersprüche parat. Was ich allerdings sicher weiß, ist, dass die meisten Leute ihre Stimmungsstörungen eher in den Griff bekommen, wenn sie die Traumascheiße anpacken. Dann können sie mit gegenwärtigen und zukünftigen Triggern viel besser umgehen. Manchmal sind sie nicht einmal annähernd so stark beeinträchtigt. Zumindest wissen sie, dass sie sagen können: »Jetzt geht der Scheiß wieder los, ich brauche um Buddhas willen Hilfe.« Wenn sie Medikamente nehmen, sind sie oft in der Lage, diese zu reduzieren oder zumindest nicht mehr jährlich die Dosis steigern zu müssen, wie es vorher der Fall war.

Und ja, ich habe schon einige Male erlebt, dass die Symptome vollständig verschwunden sind. Das ist möglich.

Menschen, die Traumaarbeit geleistet haben, müssen auch nicht unbewusst den Traumazyklus an die eigenen Kinder weitergeben. Sie bringen ihnen die gesunden Bewältigungshilfen bei, die sie selbst gelernt haben. (Tolles Buch: *Kinder vor seelischen Verletzungen schützen* von Peter Levine.) Und wenn ihre Kinder dann doch Probleme bekommen, kümmern sich solche Eltern sofort und frühzeitig um Hilfe, damit die Kids sich nicht erst durch das System kämpfen müssen. Und auf der Suche nach Hilfe lassen sie sich vom Schul- und Gesundheitssystem nicht beirren. Denn auf keinen Fall sollen ihre Kinder so leiden, wie sie selbst gelitten haben.

Dies ist wieder eines dieser schwierigen Themen, das ist mir klar. Es ist schwierig, über eine Krankheit zu scherzen, die Menschen bei lebendigem Leib auffrisst. Aber wie bei allem anderen glaube ich wirklich, dass Kenntnisse über die biochemischen Wurzeln des Problems sehr dabei helfen können, dass man sich weniger gefangen und verrückt fühlt. Du bist nicht durch die Depression definiert. Du bist nicht schwach und du hast nichts falsch gemacht. Du hast das nicht verdient. Du wirst nicht bestraft. Du bist zwischen die Räder einer perfekt zusammenwirkenden Maschinerie aus Genen und Triggern geraten und musst jetzt alle Tricks und Kniffe anwenden, um wieder gesund zu werden.

Menschen, die mit Depressionen (oder anderen psychischen Erkrankungen) zu kämpfen haben, sind ALLES ANDERE als verrückt.

Sie sind Überlebende. Sie kämpfen gegen eine Gehirnchemie an, die allem widerstrebt, was das Leben lebenswert macht. Die, die das gerade erleben und die sagen: »Leck mich, Depression, heute gewinnst du nicht«, das sind die tapfersten Menschen, die ich kenne.

Gebt nicht auf!

TU WAS: WAS ICH ZURÜCKWILL

Der grundlegende Unterschied zwischen Depression und Traurigkeit besteht darin, dass sie uns so viel raubt, wenn sie zuschlägt. Sie ist wie ein Polizeistaat, in dem nicht nur bestimmte Taten bestraft werden, sondern auch Gedankenverbrechen. Die Depression raubt uns das Leben und den *Lebenswillen*.

Warst du schon mal an diesem Punkt? Bist du jetzt an diesem Punkt? Ich würde mir wünschen, dass du dann augenblicklich zum Telefon greifst und um Hilfe bittest. Hilfe aus dem Familien- und Freundeskreis, Hilfe von Fachleuten. Aber ich weiß, wie schwer es ist, diesen Anruf zu tätigen – und auch, wie schwer es ist, tatsächlich die Hilfe zu bekommen, um die man bittet. Allein das ist eine Überforderung.

Aber wenn du dieses Buch liest und es bis hierher geschafft hast, dann bist du auf einem guten Weg. In dir keimt dann schon der Gedanken: *Scheiß drauf, ich will mein Leben zurück*.

Falls ich damit richtigliege: Was möchtest du am ehesten zurück? Von all den Dingen, die das Leben lebenswert machen und die dir die Depression geraubt hat: Welches vermisst du jetzt gerade am meisten? Vielleicht ist es gar nicht das Wichtigste und das ist auch in Ordnung. Das ist sogar toll, denn dann lässt es sich vielleicht leichter wieder zurückholen.

Du musst noch nichts unternehmen, es sei denn, du möchtest gerne. Aber der Zweck dieser Übung ist, dass du mit dem Gedankenverbrechen beginnst, das dir die Depression verboten hat. Mit dem Gedanken, dass es dir besser gehen kann und dass du genau das verdienst. Mit dem Gedanken, dass es da draußen eine Welt gibt und dass es dir zusteht, an ihr teilzuhaben, sie vielleicht sogar zu genießen.

Fangen wir genau da an. Schreibe die verbotenen Gedanken auf. Erinnere dich an diese Welt. Das ist der Anfang deiner neuen Geschichte.

10

TRAUER

Weißt du noch, was wir im Zusammenhang mit Traumabewältigung zum Thema Zeit besprochen haben? Es gibt zwar keine exakt festgelegte Zeitspanne, in der Heilung gelingt, aber Forscher haben herausgefunden, dass 90 Tage ein realistischer Zeitrahmen für die Wiederherstellung des Gleichgewichts sind. Und die ersten 30 Tage sind der heikelste und entscheidendste Teil des Prozesses. Wenn irgendetwas diese Erfahrung stört, erleidet man viel eher lang anhaltende Traumasymptome, die sich in Form von Depressionen, Angstzuständen oder sonstigen psychischen Erkrankungen äußern können.

Zur Vorbeugung einer Traumareaktion gehört, dass man genügend Freiraum hat, um zu trauern. Um das, was einen verletzt hat. Um das, was man verloren hat. Um das Leben, das man leben wollte und das jetzt nicht mehr dasselbe ist.

Psychische Erkrankungen wie Depressionen und Angststörungen sind stark genetisch veranlagt, aber die Forschung zeigt auch, dass sie immer noch ein auslösendes Ereignis benötigen. Unbewältigter Kummer ist oft ein solcher Trigger. Wenn wir keinen Freiraum zur Heilung haben, kann dies zu tatsächlichen biochemischen Veränderungen in unserem Gehirn führen.

Es ist übrigens auch nie zu spät. Es spielt keine Rolle, ob etwas 30 Tage oder 30 Jahre zurückliegt. Für viele Menschen gehört zur Heilung einer etablierten Traumareaktion, dass sie zurückgehen und die Trauerarbeit leisten, die ihnen nie gestattet wurde. Trauer jagt uns eine Heidenangst ein, ob es nun unsere eigene oder die eines anderen Menschen ist. Sie fühlt sich an wie ein freier Fall ins Stockfinstere und Bodenlose.

Wenn wir selbst oder andere uns den Trauerprozess nicht gestatten, kann dies zu einer Erfahrung von »traumatischer Trauer« führen. Das ist unerlöste Trauer von solcher Stärke, dass sie sich in eine psychische Krankheit verwandelt. Lass uns daran arbeiten, diesen Mist zu beenden und deine Trauer ab jetzt zu würdigen.

Das fängt damit an, wie wir darüber sprechen, wie wir andere Trauernde unterstützen und wie wir sicherstellen, dass wir die Unterstützung bekommen, die wir für unseren eigenen Heilungsprozess brauchen. Trauer ist im Wesentlichen der Prozess des Loslassens. In ihrem Buch *How Can I Help?* weist June Cerza Kolf darauf hin, dass die größte Angst der Menschen die Angst vor dem Verlassenwerden ist. C. S. Lewis erklärt in seinem Buch *Über die Trauer*: »Niemand hat mir je gesagt, dass Trauer so sehr der Angst ähnelt.«

Trauer bedeutet, die Gewissheit des Verlassenseins zu erkennen. Sie tritt ein, wenn unsere schlimmste Angst Wirklichkeit wird.

Es ist also verständlich, dass wir nicht gerne über Trauer sprechen. Sie jagt uns eine Heidenangst ein. Wir fürchten, dass das Sprechen darüber sie irgendwie heraufbeschwören könnte. Obwohl wir auf intellektueller Ebene wissen, dass es im Laufe unseres Menschenlebens auf diesem Planeten unvermeidlich ist, verlassen zu werden, haut es uns von den Socken, wenn es passiert. Wenn wir über Trauer sprechen, denken wir immer zuerst an den Tod. Aber Trauer ist die Erfahrung des Verlustes oder Verlassenenwerdens im Leben. Trauer kann mit dem Verlust eines Arbeitsplatzes, dem Verlust einer Beziehung (aus bestimmten Gründen, nicht nur durch den Tod) oder dem Verlust einer gewohnten Lebensweise einhergehen. Wir können Veränderungen betrauern, auch wenn sie erfreulich sind. Zu heiraten kann eine wunderbare Sache sein, aber wir trauern vielleicht dennoch über den Verlust unseres Singledaseins. Erwachsen zu werden, ist etwas, auf das wir uns alle gefreut haben, bis zu dem Moment, an dem wir die Freiheit der Kindheit und die Möglichkeit, Entscheidungen an jemand anderen abzugeben, verloren haben und betrauern mussten.

Kulturell anerkannt ist eher das Besitzen, nicht das Loslassen. Verlust (oder Verlassenwerden) ist ein erzwungenes Loslassen und wir haben nur wenige Mittel, um uns davon zu erholen oder anderen bei der Erholung zu helfen. Wir reden ungern über das unvermeidliche Loslassen dessen, was wir zu besitzen glauben.

WAS IST TRAUER?

Trauer ist ganz einfach tiefer Kummer.

Gabor Maté schreibt in seinem Buch *Im Reich der hungrigen Geister*, dass emotionaler Schmerz das Gehirn auf die gleiche Weise erregt wie körperlicher Schmerz. Wenn wir seelisch leiden, tut es WIRKLICH weh. Es ist eine ebenso große körperliche Belastung wie ein gebrochener Knochen oder eine schwere körperliche Krankheit.

Das ist eine einfache Definition von Trauer. Aber Trauer hat die Angewohnheit, nie wirklich einfach zu sein. Es gibt verschiedene Arten von komplizierter Trauer:

- Trauer kann **komplex** sein, vor allem dann, wenn mehrere Verluste so nahe beieinanderliegen, dass sie alle miteinander verbunden sind.
- Trauer kann **präventiv** sein. Wenn ein Verlust bevorsteht, leiden wir ununterbrochen, bis er endlich eintritt. Und der Schmerz wird dann durch dieses »Vorleid« nicht weniger.
- Trauer kann **unterdrückt** sein, wenn die Trauer in ihrer Tiefe von anderen in unserem Umfeld oder in unserer Kultur nicht anerkannt wird. Denn es gibt ja kulturelle Regeln für das Ausmaß von Trauer, das wir empfinden dürfen. Eine Fehlgeburt wird als weniger schlimm empfunden als der Verlust eines Kindes. Ein Haustier gilt als weniger betrauernswert als ein Mensch. Ein Nachbar weniger als ein Elternteil. Ein ehemaliger Partner weniger als ein aktueller Partner. Trauer kann auch unterdrückt werden, wenn die Beziehung nicht gesund war. Manchmal mischt sich in die Trauer Erleichterung, was wiederum Schuldgefühle auslösen kann. Zum Beispiel ist der Verlust eines gewalttätigen Elternteils oft mit unterdrückter Trauer verbunden.
- Trauer kann **aufgeschoben** werden, wenn man sie beiseiteschiebt, um weiter zu funktionieren. Bis sie dann zurückkommt und einen umhaut. Wir benutzen Beschäftigung als Schutzmechanismus, bis uns alles um die Ohren fliegt.
- Trauer kann **verdrängt** werden, wenn wir die eigentliche Quelle unserer Trauer verleugnen und dafür scheinbar unverhältnismäßig heftig auf etwas anderes reagieren. Zum Beispiel kann jemand den Verlust eines Elternteils stoisch

hinnehmen und dann haltlos weinen, wenn er einige Monate später einen sterbenden Vogel im Garten findet.

PLATTITÜDEN, DIE ECHT NICHT HELFEN

»Die Zeit heilt alle Wunden.«

Ja, verdammt, ich weiß, dass es irgendwann besser wird. Aber jetzt gerade nicht, also halt den Mund.

»Es ist ein Segen. Er hatte Schmerzen, er hat gelitten, er war bereit zu gehen.«

Mag ja sein. Aber ich war nicht bereit. Vielleicht war ich auch bereit, aber jetzt springt gerade meine präventive Trauer vom Zehn-Meter-Brett. Egal, wie sanft der Tod war oder wie sehr ich mich darauf vorbereitet konnte, ES IST TROTZDEM PASSIERT.

»Gott mutet uns nie mehr zu, als wir bewältigen können.«

Gott (oder irgendeine andere höhere Macht) ist kein Arschloch, das sich Bewährungsproben aus Schmerz und Leid ausdenkt. Wenn Gott meine Aufmerksamkeit erregen oder meine persönliche Entwicklung fördern wollte, hätte es dazu gewiss bessere Möglichkeiten gegeben. Uns passieren ständig Sachen, die wir nicht bewältigen können. Das sollte uns aus Sicht der Religion nicht zu Versagern machen. Also bitte lass diesen Spruch, denn damit mischst du dich in den spirituellen Weg anderer ein. Und gibst ihnen womöglich das Gefühl, dass sie nicht um Hilfe bitten dürfen.

»Du musst jetzt stark sein.«

Und warum? Warum muss ich das? Warum darf ich nicht so klein, so leidend und so niedergeschlagen sein, wie ich mich gerade fühle? Warum soll ich diese Erfahrungen nicht machen? Warum muss ich so tun, als ginge es mir besser? Scheiß auf diese vorgetäuschte Stärke. Ich bin gerade nicht stark und werde auch nicht so tun, als wäre ich es.

»Du bist so tapfer.«

Dieser Blödsinn gehört zum »stark sein« dazu. Ob ich tapfer bin oder nicht, ist unerheblich. Du hast keine Ahnung, wie es mir im Stillen oder im Inneren geht. Und ich möchte kein Lob dafür, dass ich es allen um mich herum leichter mache, indem ich nicht jammere und heule. Denn es kann sein, dass ich irgendwann jammern und heulen muss, und jetzt traue ich mich vielleicht nicht mehr, das vor dir zu tun.

»Ich weiß, wie du dich fühlst.«

Verdammt, das weißt du NICHT. Vergleiche deinen Verlust nicht mit meinem. Scheißegal, ob er geringer, ungefähr gleich oder noch schlimmer war. Versuche einfach nicht, meine Trauer zu kapern. Jede Trauer ist einzigartig. Du kannst dir vielleicht vorstellen, was ich fühle, aber du hast garantiert nicht genau dieselbe Erfahrung gemacht wie ich. Erlaube mir, die einzige Person zu sein, die genau weiß, was ich in diesem Moment durchmache.

Solche dummen Sprüche haben wir alle schon mal gesagt, und wir alle haben sie schon zu hören gekriegt. Sie sind keine Beleidigung, aber hilfreich sind sie auch nicht. Also beiß dir bitte auf die Zunge, bevor dir solche Plattitüden rausrutschen. Wenn du nicht weißt, was du sagen sollst, dann halt die Klappe und sei einfach da.

Rutscht dir doch was Blödes raus, kannst du es ruhig zugeben: »Ich wollte nicht so was Blödes sagen. Aber ich weiß gerade nicht, was richtig und hilfreich ist, und ich wollte irgendwas sagen, damit du dich besser fühlst. Dabei gibt es dafür keinen Zauberspruch. Tut mir echt leid.«

Im Folgenden sind Sätze aufgelistet, die KANNST du sagen. Keine dieser Aussagen ist ein magisches emotionales Beruhigungsmittel. Sie helfen vielleicht nicht. Aber sie schmälern oder missachten die Trauererfahrung eines anderen Menschen nicht. Sie bewerten oder formen sein Verhalten nicht nach deinen Erwartungen oder gesellschaftlichen Sitten.

- »Du musst das Gefühl haben, dass dieser Schmerz nie enden wird.«
- »Es tut mir so leid, dass dir das alles zugestoßen ist.«
- »Es muss dir so vorkommen, als ob du das alles nicht verkraften kannst.«
- »Denk nicht, du müsstest stark sein, wenn es dir schlecht geht und du Hilfe brauchst.«
- »Es ist in Ordnung zu weinen. Oder wütend zu sein. Oder sich wie betäubt zu fühlen. Alles, was du fühlst, ist in Ordnung.«
- »Manches ergibt einfach keinen Sinn.«
- »Ich kann nichts sagen, was es dir jetzt leichter machen würde, aber ich bin bei dir.«
- »Ich freue mich, wenn ich dir auf irgendeine Weise helfen kann, aber ich muss nichts für dich tun, damit ich mich besser fühle. Ich biete dir meine Hilfe an, doch wenn es dir lieber ist, tue ich nichts.«

Du kannst auch einfach nur *still sein*. Du kannst, ohne zu plappern, eine heilsame Präsenz im Leben anderer sein.

Hier ist noch mehr, was du für Trauernde tun kannst: Hör anders zu. Gib deinem Gegenüber Raum, um seine Geschichte zu erzählen, wenn es das möchte. Interpretiere nicht und lege nicht deine eigenen Filter darüber. Zeige Offenheit und Empfänglichkeit für das, was der andere sagt, um deutlich zu machen, dass du die Verarbeitung des Geschehenen begleiten kannst. Reflektiere, was er sagt und wie er sich fühlt. Stelle offene Fragen, die zum Weiterreden ermutigen, wenn dies erwünscht ist. Bestätige die Erfahrungen des Betroffenen. Zeige, dass du dich um ihn kümmerst und dir Sorgen um ihn machst. Das alles sind lauter einfache Tricks, mit denen Therapeutinnen eine Beziehung zu ihren Klienten aufbauen, aber eigentlich auch nur gute Grundlagen der *Mensch-zu-Mensch-Kommunikation*, die man draufhaben sollte.

- Biete konkrete Hilfe an, die tatsächlich eine Unterstützung ist. Mach keine leeren, vagen Angebote. Wenn wir trauern, wissen wir oft nicht, was uns helfen würde, aber wenn uns jemand anbietet, die Kinder zum Schwimmbad zu bringen oder den Abwasch zu erledigen, merken wir, dass das wunderbar wäre.
- Frag nach, was helfen würde. Es ist auch in Ordnung zu sagen: »Ich weiß nicht, was ich anbieten könnte, was wirklich hilfreich wäre. Aber wenn es etwas gibt, das helfen KÖNNTE, würde ich es gerne tun.« Wenn jemand anderes im Leben der trauernden Person als Hauptbezugsperson fungiert, frag sie.
- Lautet die Antwort Nein, dann zieh dich UNBEDINGT zurück. Biete an, dass das Angebot bestehen bleibt, aber nörgle oder drängle nicht.
- Erwarte nicht, dass Trauernde in der Lage sind, Fragen zu beantworten oder Entscheidungen zu treffen. Stelle in den ers-

ten Tagen ihrer Trauererfahrung so wenig Fragen wie möglich. Wenn man sich in Stücke zerschlagen fühlt, ist man mit Entscheidungen, für die man sich zusammenreißen müsste, überfordert.

- Begleite den Schmerz und das Leid der Trauernden mit Mitgefühl, anstatt positive Geschichten zu erzählen, Wiedergutmachung zu versuchen oder mit Rat- und Vorschlägen zu kommen. Sei bereit, nichts zu tun, außer dabei zu sein und den Schmerz anzuerkennen und zu würdigen. Allein die Gelegenheit, die eigene Geschichte zu erzählen, kann oft eine starke therapeutische Wirkung haben.
- Nimm die Geschichte und Erfahrung der trauernden Person wahr und nicht deine Vorstellung von der Wahrheit oder das, was sie deiner Meinung nach erleben oder tun sollte.
- Mach dir bewusst, wie sehr unsere Kultur zu Geschichten tendiert, die Erlösung bieten. Versuche nicht, die nicht erlösenden, nicht glücklich endenden Geschichten eines Trauernden zu ändern, umzuschreiben, umzuformulieren oder zu entkräften.
- Lobe die Mühe, Ausdauer oder Stärke bei der Bewältigung von Herausforderungen, egal, wie groß oder klein sie sind, ohne dabei herablassend zu sein. Wenn sich jemand in Richtung Depression bewegt, ist es besser, Verhaltensweisen zu fördern, in denen sich Besserung andeutet, anstatt die Person im Notfall retten zu wollen.
- Bleib mit einem Bein in der Realität und mit dem anderen in den Möglichkeiten, aber sprich nicht immer nur die Möglichkeiten an.
- Erwähne die Komplexität der Situation, auch ihre scheinbaren Widersprüche. Zum Beispiel: »Du kannst nicht länger so

leiden UND du willst nicht sterben.« Oder: »Du willst aufgeben UND du willst nicht aufgeben.« UND-Sätze sind unendlich viel stärker als ABER-Sätze. Jedes Mal, wenn wir an eine Aussage ein »aber« hängen, sagen wir eigentlich: »Du hast nicht recht«, anstatt die Widersprüche auszuhalten, die wir alle in der Trauer empfinden.

- Übersieh die vergessenen Trauernden nicht. Oft sind mehrere Menschen von einem Verlust betroffen, aber man stellt nur bestimmte Personen in den Mittelpunkt.

TU WAS: TRAUERZEREMONIEN

Wir haben schon darüber gesprochen, dass Geschichten für das menschliche Gehirn wichtig sind. Und Musik. Und Bindung. Ist es da ein Wunder, dass wir uns auch nach Zeremonien sehnen? Die Anthropologin Meredith Small bezeichnet Zeremonien als »die Satzzeichen des Lebens«.

Ergibt Sinn, oder? Wenn unser Arbeitsspeicher nur sieben Informationen (plus/minus zwei) gleichzeitig behalten kann, ist es da ein Wunder, dass wir in Symbolen denken und uns durch sie in der Welt zurechtfinden? Dass wir durch schöpferischen Ausdruck Sinn erzeugen?

Für die Trauer gibt es in unserer Kultur bestimmte Zeremonien. Beerdigungen sind ein naheliegendes Beispiel. Aber Beerdigungen werden immer seelenloser. Statt eine Gelegenheit zum Trauern zu bieten, werden sie zu einer Aufgabe, die abzuhaken ist. Und viele Ereignisse, die mit Trauer verbunden sind, werden nicht durch eine Zeremonie abgeschlossen. Nicht, weil wir keinen Abschluss bräuchten, sondern weil es keine Worte für dieses Bedürfnis gibt.

Diese Lücke gilt es zu füllen.

Was betrauerst du, ohne Worte dafür zu haben? Was wären Symbole für diese Erfahrung? Wie könntest du diese Symbole so verwenden, dass ein Sinn entsteht? Worin würde die Zeremonie bestehen?

SCHLUSS

DIE NEUE NORMALITÄT

Der ganze Mist wird besser werden. Im Ernst, ganz sicher. Nicht perfekt, die unschuldige Zeit vor dem Trauma kommt nicht wieder. Aber es wird besser. Und manchmal reicher und tiefer durch die Erfahrung, wieder die Bedingungen des eigenen Lebens diktieren zu können.

Einige Dinge werden dich wahrscheinlich weiterhin triggern: Jahrestage, bestimmte Lebensumstände ...

Aber deine Beziehung zum Trauma wird sich ändern. Es wird nicht mehr die Bestie sein, die jeden deiner Schritte kontrolliert. Dein Trauma wird mehr so wie der nervige Nachbar sein, der zu viel Zeit hat. Du kennst den Typen. Der dir mitteilt, dass die Müllabfuhr an einem anderen Wochentag kommt, weil Ferien sind. Oder dass dein Hund viel heult, wenn du bei der Arbeit bist. Oder dass der Neue im Stockwerk unter dir exakt so aussieht wie der Mann auf dem Phantombild in den Nachrichten, der wegen eines Tankstellenüberfalls gesucht wird. Könnte ja sein, dass er das ist ...

Also eine wohlmeinende Nervensäge.

Und ebenso, wie du dich mit so jemandem anfreunden würdest, tust du es auch mit deinem Trauma. Manchmal bekommst du ja gute, nützliche Informationen, dann bedankst du dich und nutzt sie. Den Rest ignorierst du einfach.

Wenn du bestimmte Informationen nicht nutzen willst, bedankst du dich trotzdem dafür, weil sie nur dazu gedacht waren, dir Sicherheit zu geben. Du hörst zu, lächelst und denkst: *Leck mich, Amygdala!* Und dann lebst du einfach dein Leben.

ANHANG

LESEEMPFEHLUNGEN/QUELLEN (WAS ANDERE GEILES SCHREIBEN)

Viele Bücher, die ich im Laufe der Jahre als hilfreich empfunden habe, richten sich an ein bestimmtes Publikum, das mich oder auch dich nicht explizit einschließt. Ein gutes Beispiel dafür ist Gary Chapmans Arbeit über die fünf Sprachen der Liebe. Es ist ein wunderbares Modell für die Kommunikation in Beziehungen, aber Chapman geht in seinen Büchern davon aus, dass Liebesbeziehungen zwischen Cisgender- und heterosexuellen Partnern bestehen und die Standardreligion das Christentum ist.

Das ist natürlich nichts Schlechtes, wenn das für dich okay ist. Ich erwähne es nur als allgemeine Warnung. Einzelne Bücher sind möglicherweise nicht genau auf deine Identität und deinen Lebensweg ausgerichtet. Aber das bedeutet nicht, dass die darin enthaltenen Ideen nutzlos sind. Und auch hier gilt, was wir nicht ganz Angepassten bereits gelernt haben: *mitnehmen, was funktioniert. Den Rest weglassen.*

SUCHT

Memoirs of An Addicted Brain: A Neuroscientist Examines his Former Life on Drugs von Marc Lewis

Im Reich der hungrigen Geister. Auf Tuchfühlung mit der Sucht von Gabor Maté

Die Frau, die im Mondlicht aß. Ess-Störungen überwinden

durch die Weisheit uralter Märchen und Mythen von Anita A. Johnston

Trauma, Sucht und die Suche nach Sicherheit. Neue Strategien der Selbsthilfe bei Belastungsstörungen und begleitendem Substanzmissbrauch von Lisa M. Najavits

A Woman's Addiction Workbook: Your Guide To In-Depth Healing von Lia M. Najavits

Rational Recovery: The New Cure for Substance Addiction von Jack Trimpsey

12 Stupid Things That Mess Up Recovery: Avoiding Relapse Through Self-Awareness and Right Action von Allen Berger

12 Smart Things To Do When The Booze and Drugs Are Gone: Choosing Emotional Sobriety through Self-Awareness and Right Action von Allen Berger

... sowie alles zum Thema von Patrick Carnes.

ÄNGSTE, DEPRESSIONEN, WUT UND ANDERE STIMMUNGSSTÖRUNGEN

Hello Cruel World: 101 Alternatives to Suicide for Teens, Freaks, and Other Outlaws von Kate Bornstein

Alive With Vigor! Surviving Your Adventurous Lifestyle von Robert Earl Sutter III

How To Not Kill Yourself: A Survival Guide for Imaginative Pessimists von Set Sytes

Bluebird: Women and The New Psychology of Happiness von Ariel Gore

Maps To The Other Side: The Adventures of A Bipolar Cartographer von Sascha Altman DuBrul

Irre glücklich. Ein unfassbares Überlebenstraining für depressive Zeiten von Jenny Lawson

The Price of Silence: A Mom's Perspective on Mental Illness von Liza Long

Trauer

Im Sterben dem Leben begegnen. Mut und Mitgefühl im Angesicht des Todes von Joan Halifax

Über die Trauer von C. S. Lewis

Black Swan: The Twelve Lessons of Abandonment Recovery von Susan Anderson

The Journey from Abandonment to Healing: Surviving Through and Recovering From the Five Stages That Accompany the Loss of Love von Susan Anderson

Wegzeichen des Sterbens. Was man wissen sollte von Martha Jo Atkins

Gute Trauer. Vom Umgang mit Verlusten von Granger E. Westberg

How Can I Help? Reaching Out To Someone Who Is Grieving von June Cerza Kolf

Beziehungen

Sex from Scratch: Making Your Own Relationship Rules von Sarah Mirk

Consensuality: Navigating Feminism, Gender, and Boundaries Towards Loving Relationships von Helen Wildfell

Reif werden füreinander. Wie man in Beziehungen erwachsen wird. Die fünf Dimensionen authentischer Liebe von David Richo

Die fünf Sprachen der Liebe – Wie Kommunikation in der Partnerschaft gelingt von Gary Chapman

... sowie alles andere von Gary Chapman zu den Sprachen der Liebe.

Selbstmitgefühl

Selbstmitgefühl. Wie wir uns mit unseren Schwächen versöhnen und uns selbst der beste Freund werden von Kristin Neff

Der achtsame Weg zum Selbstmitgefühl. Wie man sich von destruktiven Gedanken und Gefühlen befreit von Christopher Germer

The Self-Compassion Diet: A Step-by-Step Program to Lose Weight with Loving-Kindness von Jean Fain

Meditation, Achtsamkeit und Stressabbau

Don't Just Do Something, Sit There: A Mindfulness Retreat with Sylvia Boorstein von Sylvia Boorstein

Full Catastrophe Living: Using the Wisdom of Your Body and Mind to Face Stress, Pain, and Illness von Jon Kabat-Zinn

Frag den Buddha – und geh den Weg des Herzens. Was uns bei der spirituellen Suche unterstützt von Jack Kornfield

... und so ziemlich alles von Pema Chodron, Thich Nhat Hanh und Seiner Heiligkeit, dem Dalai-Lama

Trauma

The Broken Places von Joseph McBride

Dear Sister: Letters From Survivors of Sexual Violence von Lisa Factora-Borchers (Hrsg.)

Die Narben der Gewalt. Traumatische Erfahrungen verstehen und überwinden von Judith L. Herman

... sowie alles von Peter A. Levine.

QUELLEN

1. BIS 3. KAPITEL: HIRN- UND TRAUMAKRAM

Barrett, Lisa Feldman: »Solving the Emotion Paradox: Categorization and the Experience of Emotion.« *Personality and Social Psychology Review 10,* Nr. 1 (2006): 20–46. Abgerufen am 7. September 2016. doi:10.1207/s15327957pspr1001_2. http://affective-science.org/pubs/2006/Barrett2006paradox.pdf

Beck, Aaron T.: *Prisoners of Hate: The Cognitive Basis of Anger, Hostility, and Violence.* New York: HarperCollins Publishers, 1999.

Beck, Aaron T., Rush, John A., und Brian F. Shaw: *Cognitive Therapy of Depression.* 7. Ausg. New York: Guilford Publications, 1987.

Beck, Judith S.; Beck, Aaron T.; Jordan, Judith V., und Aaron Carroll: *Cognitive Behavior Therapy, Second Edition: Basics and Beyond.* 2. Ausg. New York: Guilford Publications, 2011.

Beck, Judith S., und Aaron T. Beck: *Cognitive Therapy for Challenging Problems: What to Do When the Basics Don't Work.* New York: Guilford Publications, 2011.

Bush, G., et al.: »Dorsal Anterior Cingulate Cortex: A Role in Reward-Based Decision Making.« PubMed, NCBI. 2013. Abgerufen am 28. September 2016. https://www.ncbi.nlm.nih.gov/m/pubmed/11756669/

Case-Lo, Christine: »Autonomic Dysfunction | Definition and Patient Education.« Mai 2011. Abgerufen am 6. Januar 2016. http://www.healthline.com/ health/autonomic-dysfunction.

Dean, Jeremy: »Anchoring Effect: How The Mind Is Biased by First Impressions.« 23. Mai 2013. Abgerufen am 3. September 2016. http://www.spring.org.uk/2013/05/the-anchoring-effect-how-the-mind-is-biased-by-first-impressions.php

Foa, Edna B.; Keane, Terence M., und Matthew J. Friedman: *Effective Treatments for PTSD: Practice Guidelines from the International Society for Traumatic Stress Studies.* Hrsg. von Prof. Edna B. Foa, Prof. Terence M. Keane und Matthew J. Friedman. New York: Guilford Publications, 2004.

Foster, Jane A.: *Gut Feelings: Bacteria and the Brain.* 2013 (1. Juli 2013). Abgerufen am 2. September 2016. http://www.ncbi.nlm.nih.gov/pmc/articles/PMC3788166/

Hendy, David: *Noise: A Human History of Sound and Listening.* New York, NY, Vereinigte Staaten: HarperCollins Publishers, 2013.

Herman, Judith Lewis L.: *Trauma and Recovery: The Aftermath of Violence – from Domestic Abuse to Political Terror.* New York, NY: Basic Books, 1992.

Junger, Sebastian: *Tribe. Das verlorene Wissen um Gemeinschaft und Menschlichkeit.* München: Karl Blessing Verlag, 2017.

Lehrer, Jonah: *How We Decide.* Boston: Houghton Mifflin Harcourt, 2009.

Levine, Peter A.: *Trauma-Heilung. Das Erwachen des Tigers. Unsere Fähigkeit, traumatische Erfahrungen zu transformieren.* Deutschland: Synthesis, 1998.

Levine, Peter A., und Kline, Maggie: *Kinder vor seelischen Verletzungen schützen. Wie wir sie vor traumatischen Erfahrungen bewahren und im Ernstfall unterstützen können.* München: Kösel Verlag, 2010.

Levine, Peter A., und Kline, Maggie: *Trauma Through a Child's Eyes: Awakening the Ordinary Miracle of Healing: Infancy*

Through Adolescence. Berkeley, CA: North Atlantic Books, USA, 2006.

Levine, Peter A., und Gabor Maté: *In an Unspoken Voice: How the Body Releases Trauma and Restores Goodness.* Berkeley: North Atlantic Books, USA, 2010.

Lipton, Bruce: *Intelligente Zellen. Wie Erfahrungen unsere Gene steuern.* Burgrain: KOHA, 2016.

Markowitsch, H. J., und Staniloiu, A.: »Amygdala in Action: Relaying Biological and Social Significance to Autobiographical Memory. – PubMed – NCBI.« 1985. Abgerufen am 4. Januar 2016. http://www.ncbi.nlm.nih.gov/m/ pubmed/20933525/.

Marsh, Elizabeth, und Henry Roediger: »Episodic and Autobiographical Memory«, 2013. http://marshlab.psych.duke.edu/publications/Marsh&Roediger2013_Chapter.pdf

Mehl-Madrona, Lewis: *Remapping Your Mind: The Neuroscience of Self-Transformation Through Story.* Vereinigte Staaten: Bear & Company, 2015.

Miller, George A.: *The Magical Number Seven, Plus or Minus Two Some Limits on Our Capacity for Processing Information.* 101, Nr. 2 (1955): 343–52. Abgerufen am 3. September 2016. http://www.psych.utoronto.ca/users/peterson/psy430s2001/Miller%20GA%20Magical%20Seven%20Psych%20Review%201955.pdf

Mitchell, Jeffrey T.: »TROUSSE PSYCHOTRAUMATIQUE DE DIAGNOSTIC RAPIDE.« 2008. Abgerufen am 4. Januar 2016. http://www.info-trauma.org/flash/media-e/mitchellCriticalIncidentStressDebriefing.pdf

Mussweiler, Thomas; Englich, Birte, und Fritz Strack: *Anchoring* Effect. o. A. http://soco.uni-koeln.de/files/PsychPr_04.pdf

National Center for PTSD: »How Common Is PTSD? – PTSD: National Center for PTSD.« 13. August 2015. Abgerufen am 5. Januar 2016. http://www.ptsd.va.gov/public/PTSD-overview/basics/how-common-is-ptsd.asp

Oxford Dictionary. Oxford University Press. Eintrag »habit«. Abgerufen am 5. Januar 2016. http://www.oxforddictionaries.com/us/definition/american_english/habit

Oxford Dictionary. Oxford University Press. Eintrag »post-traumatic stress disorder«. Abgerufen am 5. Januar 2016. http://www.oxforddictionaries.com/us/definition/american_english/post-traumatic-stress-disorder

Pessoa, Luiz: »Emotion and Cognition and the Amygdala: From ›what Is It?‹ to ›what's to Be Done?‹.« 2010. Abgerufen am 4. January 2016. http://lce.umd.edu/publications_files/Pessoa_Neuropsychologia_2010.pdf

Phelps, Elizabeth: »Human Emotion and Memory: Interactions of the Amygdala and Hippocampal Complex.« *Current Opinion in Neurobiology 14*, Nr. 2 (2004): 198–202. Abgerufen am 18. Mai 2016. https://pubmed.ncbi.nlm.nih.gov/15082325/

Porges, Stephen W.: »The Polyvagal Theory: New Insights into Adaptive Reactions of the Autonomic Nervous System«. 76, Nr. Suppl 2. Abgerufen am 7. Juni 2016. http://www.ncbi.nlm.nih.gov/pmc/articles/PMC3108032/

Sapolsky, Robert M.: Warum Zebras keine Migräne kriegen. Wie Stress den Menschen krank macht. 3. Ausg. New York: W. H. Freeman and Company, 1998.

Schiraldi, Glenn R.: The Post-Traumatic Stress Disorder Sourcebook: A Guide to Healing, Recovery, and Growth. Los Angeles, CA: McGraw-Hill Professional, 2000.

Stevens, F. L., et al.: »Anterior Cingulate Cortex: Unique Role in Cognition and Emotion. – PubMed – NCBI.« 2007. Abgerufen am 28. September 2016. https:// www.ncbi.nlm.nih.gov/m/pubmed/21677237/

Taylor, Jill Bolte, und Ph. D. Taylor: *My Stroke of Insight: A Brain Scientist's Personal Journey.* New York: Penguin Putnam, 2008.

Trafton, Anne, und MIT News Office: »Music in the Brain | MIT News.« 16. Dezember 2015. Abgerufen am 6. September 2016. http://news.mit.edu/2015/ neural-population-music-brain-1216

Treatment Innovations: »All Seeking Safety Studies – Treatment Innovations.« Abgerufen am 4. Januar 2016. http://www.treatment-innovations.org/evid-all-studies-ss.html

Tulving, Endel: Episodic and Semantic Memory (1972). Abgerufen am 18. Mai 2016. http://alicekim.ca/EMSM72.pdf

Turner, Cory: »This Is Your Brain. This Is Your Brain On Music.« 10. September 2014. Abgerufen am 6. September 2016. http://www.npr.org/sections/ed/2014/09/10/343681493/this-is-your-brain-this-is-your-brain-on-music

Van Der Hart, Onno; Brown, Paul, und Bessel A. Van Der Kolk: »Pierre Janet's Treatment of Post-Traumatic Stress.« 2006. Abgerufen am 4. Januar 2016. http://www.onnovdhart.nl/articles/treatmentptsd.pdf

Van Der Hart, Onno; Brown, Paul, und Rutger Horst: »The Dissociation Theory of Pierre Janet.« 2006. Abgerufen am 4. Januar 2016. http://www.onnovdhart.nl/articles/dissociationtheory.pdf

Van der Hart, Onno, und Barbara Friedman: »Trauma Information Pages, Articles: Van der Hart et al. (1989).« Januar 1930. Abgerufen am 4. Januar 2016. http://www.trauma-pages.com/a/vdhart-89.php

Van Der Kolk, Bessel: *Verkörperter Schrecken. Traumaspuren in Gehirn, Geist und Körper und wie man sie heilen kann.* Lichtenau: G. P. Probst, 2015.

Worrall, Simon: »Your Brain Is Hardwired to Snap.« *News (National Geographic News)*, 7. Februar 2016. http://news.nationalgeographic.com/2016/02/160207-brain-violence-rage-snap-science-booktalk/

4. KAPITEL: ALLES ÜBER BESSERUNG DURCH SELBSTFÜRSORGE

Bass, Ellen, und Jude Brister: *I Never Told Anyone: Writings by Women Survivors of Child Sexual Abuse.* Edited by Louise Thornton. New York, NY: William Morrow Paperbacks, 1991.

Bass, Ellen, und Laura Davis: *The Courage to Heal: A Guide for Women Survivors of Child Sexual Abuse.* 3. Ausg. New York: HarperPerennial, 1994.

Bounds, Gwendolyn: *How Handwriting Boosts the Brain – WSJ.* (Indiana University) 5. Oktober 2010. http://www.wsj.com/articles/SB10001424052748704631504575531932754922518

Burdick, Debra E.: *Mindfulness Skills Workbook for Clinicians and Clients: 111 Tools, Techniques, Activities & Worksheets.* New York, NY, USA: Pesi Publishing and Media, 2013.

Burns, David D.: *When Panic Attacks: The New, Drug-Free Anxiety Therapy That Can Change Your Life.* New York: Crown Publishing Group, 2006.

Culatta, Richard: »Script Theory.« 2015. Abgerufen am 2. September 2016. http://www.instructionaldesign.org/theories/script-theory.html

Davis, Laura: *Allies in Healing: When the Person You Love Is a Survivor of Child Sexual Abuse.* New York: William Morrow Paperbacks, 1991.

Domonell, Kristen: »Endorphins and the Truth about Runner's High.« 8. Januar 2016. Abgerufen am 7. September 2016. http://dailyburn.com/life/ fitness/what-are-endorphins-runners-high/

Domonell, Kristen, und Daily Burn: »Why Endorphins (and Exercise) Make You Happy – CNN.Com.« CNN (CNN), 13. Januar 2016. http://www.cnn.com/2016/01/13/health/endorphins-exercise-cause-happiness/

Fischer, Jason B.: *The Two Truths about Love: The Art and Wisdom of Extraordinary Relationships.* Oakland, CA: New Harbinger.

Greenberger, Dennis; Padesky, Christine A., und Aaron T. Beck: *Mind over Mood: Change How You Feel by Changing the Way You Think.* New York: Guilford Publications, 1995.

Mazumdar, Agneeth, und Jamie Flexman: »5 Brain Hacks That Give You Mind-Blowing Powers | Cracked.Com.« 25. März 2013. Abgerufen am 3. August 2016. http://www.cracked.com/article_20166_5-brain-hacks-that-give-you-mind-blowing-powers_p4.html

McMillen, Matt: »Benefits of Exercise to Help With Depression.« 2005. Abgerufen am 7. September 2016. http://www.m.webmd.com/depression/ features/does-exercise-help-depression

McMillen, Matt: »Benefits of Exercise to Help With Depression.« 2005. Abgerufen am 7. September 2016. http://www.m.webmd.com/depression/ features/does-exercise-help-depression

Prince Edward Island Rape and Sexual Assault Centre: »Grounding Techniques.« 2013. Abgerufen am 4. Januar

2016. http://www.peirsac.org/ peirsacui/er/educational_resources10.pdf

Seligman, Martin E. P.: *Learned Optimism: [how to Change Your Mind and Your Life].* 2nd ed. New York, NY: Pocket Books, 1998.

Seligman, Martin E. P.: *Authentic Happiness: Using the New Positive Psychology to Realize Your Potential for Lasting Fulfillment.* New York: Simon & Schuster Adult Publishing Group, 2004.

Stahl, Bob, und Elisha Goldstein. *A Mindfulness-Based Stress Reduction Workbook.* Oakland, CA: New Harbinger Publications, 2010.

Tennessee Medical Foundation: »Grounding Techniques.« Abgerufen am 4. Januar 2016. https://www.e-tmf.org/downloads/Grounding_Techniques.pdf

Williams, Mary Beth, Poijula, Soili, und Lasse A. Nurmi: *The PTSD Workbook: Simple, Effective Techniques for Overcoming Traumatic Stress Symptoms.* Oakland, CA: New Harbinger Publications, USA, 2002.

5. Kapitel: Behandlungsmethoden und -angebote

Davis, Joseph A.: »Critical Incident Stress Debriefing from a Traumatic Event.« 12. Februar 2013. Abgerufen am 4. Januar 2016. https://www.psychologytoday.com/blog/crimes-and-misdemeanors/201302/critical-incident-stress-debriefing-traumatic-event

EEGInfo.com: »What Is Neurofeedback? FAQ, Watch Video, Find a Neurofeedback Provider in Your Area, Professional Training

Courses for Clinicians – EEG Info.« Abgerufen am 7. Juni 2016. http://www.eeginfo.com/what-is-neurofeedback.jsp.

Engel, Meredith: »Does Energy Healing Really Work? – NY Daily News.« 18. July 2014. Abgerufen am 7. Juni 2016. http://www.nydailynews.com/life-style/health/energy-healing-work-article-1.1872210

Gelender, Amanda: »Doctors Put Me on 40 Different Meds for Bipolar and Depression. It Almost Killed Me. – Invisible Illness – Medium.« 31. Mai 2016. Abgerufen am 7. Juni 2016. https://medium.com/invisible-illness/doctors-put-me-on-40-different-meds-for-bipolar-and-depression-it-almost-killed-me-c5e4fbea2816#.cadpk38ga

International Electromedical Products: »Alpha-Stim Clinical Research.« 2016. Abgerufen am 7. Juni 2016. http://www.alpha-stim.com/healthcare-professionals/clinical-research/.

Korry, Elaine: »Too Many Children In Foster Care Are Getting Antipsychotic Meds: Shots - Health News : NPR.« 2. September 2015. Abgerufen am 7. Juni 2016. http://www.npr.org/sections/health-shots/2015/09/02/436350334/california-moves-to-stop-misuse-of-psychiatric-meds-in-foster-care.

Kubany, Edward S., und Tyler C. Ralston: *Treating PTSD in Battered Women: A Step-by-Step Manual for Therapists and Counselors.* Oakland, CA: New Harbinger Publications, 2008.

Lieberman, Jeffrey A.; Stroup, T. Scott; McEvoy, Joseph P.; Swartz, Marvin S.; Rosenheck, Robert A.; Perkins, Diana O.; Keefe, Richard S. E., et al.: »Effectiveness of Antipsychotic Drugs in Patients with Chronic Schizophrenia — NEJM.« New England Journal of Medicine 353, Nr. 12 (22. September 2005): 1209–23. doi:10.1056/nejmoa051688

Mayo Foundation for Medical Education and Research: »Overview – Biofeedback – Mayo Clinic.« Mayoclinic 14.

Januar 2016. Abgerufen am 7. Juni 2016. http://www.mayoclinic.org/tests-procedures/biofeedback/home/ovc-20169724

Mayo Foundation for Medical Education and Research: »What Is Reflexology? – Mayo Clinic.« Mayoclinic 23. September 2015. Abgerufen am 10. September 2016. http://www.mayoclinic.org/healthy-lifestyle/consumer-health/expert-answers/what-is-reflexology/faq-20058139

MentalHelp.net: »Chiropractic Care.« 1995. Abgerufen am 7. Juni 2016. https://www.mentalhelp.net/articles/chiropractic-care/.

Miller, Anna: »What Is Reiki? | Health & Wellness | US News.« Abgerufen am 10. September 2016. http://health.usnews.com/health-news/health-wellness/articles/2014/11/10/what-is-reiki

Mitchell, Jeffery: »Critical Incident Stress Debriefing.« Abgerufen am 4. Januar 2016. http://www.info-trauma.org/flash/media-e/ mitchellCriticalIncidentStressDebriefing.pdf

Najavits, Lisa M.: *Seeking Safety: A Treatment Manual for PTSD and Substance Abuse.* New York: Guilford Publications, 2002.

New York State Office Of The Attorney General: »A.G. Schneiderman Asks Major Retailers To Halt Sales Of Certain Herbal Supplements As DNA Tests Fail To Detect Plant Materials Listed On Majority Of Products Tested«, 1998. Abgerufen am 7. Juni 2016, http://www.ag.ny.gov/press-release/ag-schneiderman-asks-major-retailers-halt-sales-certain-herbal-supplements-dna-tests

Padesky, Christine A.; Greenberger, Dennis, und Mark S. Schwartz: *Clinician's Guide to Mind over Mood.* 2. Ausg. New York: Guilford Publications, 1995.

Pulsipher, Charlie: »Natural Vs. Synthetic Vitamins – What's the Big Difference?« 2. Januar 2014. Abgerufen am 7. Juni 2016.

https://sunwarrior.com/healthhub/natural-vs-synthetic-vitamins

Quintanilla, Doris: »Chiropractic Care Can Help Lessen Depression Symptoms.« 24. Dezember 2013. Abgerufen am 8. September 2016. http://www.psyweb.com/articles/depression-treatment/chiropractic-care-can-help-lessen-depression-symptoms

Rettner, Rachael: »Herbal Supplements Often Contain Unlisted Ingredients.« Abgerufen am 7. Juni 2016. http://www.livescience.com/40357-herbal-products-unlisted-ingredient.html

6. bis 10. Kapitel: Einzelne Krankheitsbilder und Situationen

Berger, Allen: *12 Stupid Things That Mess up Recovery: Avoiding Relapse Through Self-Awareness and Right Action.* USA: Hazelden Information & Educational Services, 2008.

Blair, R. J. R.: »Considering Anger from a Cognitive Neuroscience Perspective«. 3, Nr. 1. Abgerufen am 3. Oktober 2016. https://www.ncbi.nlm.nih.gov/pmc/articles/PMC3260787/

Carnes, Patrick J., und Ph. D. Patrick: *A Gentle Path Through the Twelve Steps: The Classic Guide for All People in the Process of Recovery.* USA: Hazelden Information & Educational Services, 1994.

Doyle, Robert, und Joseph Nowinski: *Almost Alcoholic: Is My (or My Loved One's) Drinking a Problem?* New York, NY, USA: Hazelden Publishing & Educational Services, 2012.

Evans, Katie, und J. Michael Sullivan: *Dual Diagnosis: Counselling the Mentally Ill Substance Abuser.* New York: Guilford Publications, 1990.

Gulz, Agneta: *Conceptions of Anger and Grief in the Japanese, Swedish, and American Cultures – the Role of Metaphor in Conceptual Processes.* O. A. http://www.lucs.lu.se/LUCS/007/LUCS.007.pdf

Hamilton, Tim, und Pat Samples: *The Twelve Steps and Dual Disorders: A Framework of Recovery for Those of Us with Addiction and an Emotional or Psychiatric Illness.* USA: Hazelden Information & Educational Services, 1994.

Hanh, Thich Nhat: *Anger: Wisdom for Cooling the Flames.* USA: Riverhead Books, USA, o.A.

Hazelden Publishing: *The Dual Disorders Recovery Book: Twelve Step Programme for Those of Us with Addiction and an Emotional or Psychiatric Illness.* USA: Hazelden Information & Educational Services, 1993.

Hendrickson, Edward L.: *Designing, Implementing and Managing Treatment Services for Individuals with Co-Occurring Mental Health and Substance Use Disorders: Blue Prints for Action.* New York: Haworth Press, 2006.

Huesmann, Rowell L.: *The Impact of Electronic Media Violence: Scientific Theory and Research.* 41, Nr. 6 Beilage 1 (12. April 2013). Abgerufen am 6. Januar 2016. http://www.ncbi.nlm.nih.gov/pmc/articles/PMC2704015/

Kübler-Ross, Elisabeth: *On Death and Dying: What the Dying Have to Teach Doctors, Nurses, Clergy and Their Own Families.* New York, NY: Simon & Schuster Adult Publishing Group, 1997.

Lakoff, George, und Zoltan Kovecses: »The Cognitive Model of Anger Inherent in American English.« 1983. n.p ., 2011. https://georgelakoff.files.wordpress.com/2011/04/the-cognitive-model-of-anger-inherent-in-american-english-lakoff-and-kovecses-1983.pdf

Lingford-Hughes, Ann, und David Nutt: »Neurobiology of Addiction and Implications for Treatment | The British Journal of Psychiatry.« EDITORIAL 182, Nr. 2 (1. Februar 2003): 100–197. Abgerufen am 3. Oktober 2016. doi:10.1192/bjp.182.2.97. http://bjp.rcpsych.org/content/182/2/97

Maté, Gabor: *Im Reich der hungrigen Geister. Auf Tuchfühlung mit der Sucht – Stimmen aus Forschung, Praxis und Gesellschaft.* Berkeley, Kandern: Unimedica, 2021.

Nationmaster: »Japan Vs United States Crime Stats Compared.« 2009. Abgerufen am 6. Januar 2016. http://www.nationmaster.com/country-info/ compare/Japan/United-States/Crime

Zwaan, Rolf A.: »Experiential Framework for Language Comprehension: The Immersed Experiencer: Toward An Embodied Theory of Language Comprehension.« *Learning and Motivation 44* (2003). Abgerufen am 1. September 2016. http://old.nbu.bg/cogs/events/2004/materials/Schmalhofer/Zwaan_2003_learning&motivation.PDF.

DANK

Vor ein paar Jahren gab ich meine Stelle auf, um mich auf meine Privatpraxis konzentrieren und das Buch schreiben zu können, das ich schon seit Jahren geplant hatte. Als Witwe mit zwei Kindern brauchte ich dafür echt viel Mut. Aber zum Glück hat alles geklappt.

Allerdings war es dann nicht das Buch, das ich eigentlich schreiben wollte. Tja.

Zu diesem Buch hier kam es, als ich mir mal eine Viertelstunde Zeit nahm, um den Vortrag »5 Minuten Hirnforschung«, den ich vor vielen meiner Klientinnen und Klienten gehalten habe, aufzuschreiben.

Ich schickte den Text an Microcosm Publishing, die das Potenzial meiner schwammig formulierten Idee voll und ganz erkannten und versprachen, mir bei der Ausarbeitung zu helfen – was Verlage eigentlich gar nicht mehr tun. Ach ja, das andere Buch kommt übrigens auch noch. Und daneben basteln wir an vielen anderen coolen Buchideen. Denn im Zuge dessen sind Elly Blue und Joe Biel von meinen Verlegern zu meinen Freunden geworden. Sie sind klug und hilfsbereit. Sie zählen nach, wie oft »verdammt« im Manuskript vorkommt, und finden immer, es müsste noch mehr sein.

Mein Dank geht an Aaron Sapp, MD, und Allen Novian, PhD, LMFT, LPC-S für ihre frühe Lektüre. Sie haben viel dafür getan, dass ich mich nicht mit dem Zeug über Hirnforschung blamiere. Vielleicht habe ich es trotzdem verbockt, aber das ist dann natürlich nicht ihre Schuld. Hassmails also bitte an mich.

Dank an meinen Sohn Sammuel, der mich auf Konferenzen über Hirnforschung und Traumata unterstützt hat und mutig einige seiner eigenen Geschichten über den Verlust seines Vaters preisgegeben hat, um anderen zu helfen.

An meinen besten Freund Adrian, der immer viel erfolgreicher ist als alle. Und obendrein Essen mitbringt.

An den Rest unserer Crew, denn wenn der Namen nicht abgedruckt ist, zählt es nun mal nicht. Danke, dass ihr mich unterstützt, Shannon, Penny, Brianna, Hailee, Rowan und Braedan.

An Joe G., der im Verlauf dieses Projekts von meinem Freund zu meinem Ehemann wurde. Trotz meines festen Entschlusses, nie wieder zu heiraten. Denn dass ich verheiratet bin, ist (eigentlich) eine richtig üble Idee. Es sei denn, ich bin verheiratet mit Joe G. In diesem Fall ergibt einfach alles für alle, die einen von uns kennen, viel mehr Sinn.

An meine früheren und derzeitigen Supervisor:innen: Ihr seid alle so verdammt klug und motiviert und GUT in eurem Job, dass ich mir echt den Arsch aufreißen muss, um mitzuhalten und mich nicht zu blamieren. Ihr seid der beste Schutz vor gigantischer Faulheit, den man sich wünschen kann!

Und schließlich an meine Klient:innen: HEILIGE SCHEISSE. Ihr seid so knallharte Superstars, dass ich gar nicht sagen kann, wie dankbar ich bin, euren Weg begleiten zu dürfen. Vielen Dank für all die harte Arbeit. Und dafür, die Sache mit der Hirnforschung so gut kapiert zu haben, dass DIES mein erstes Buch wurde.

Ebenfalls bei Yes Publishing erschienen

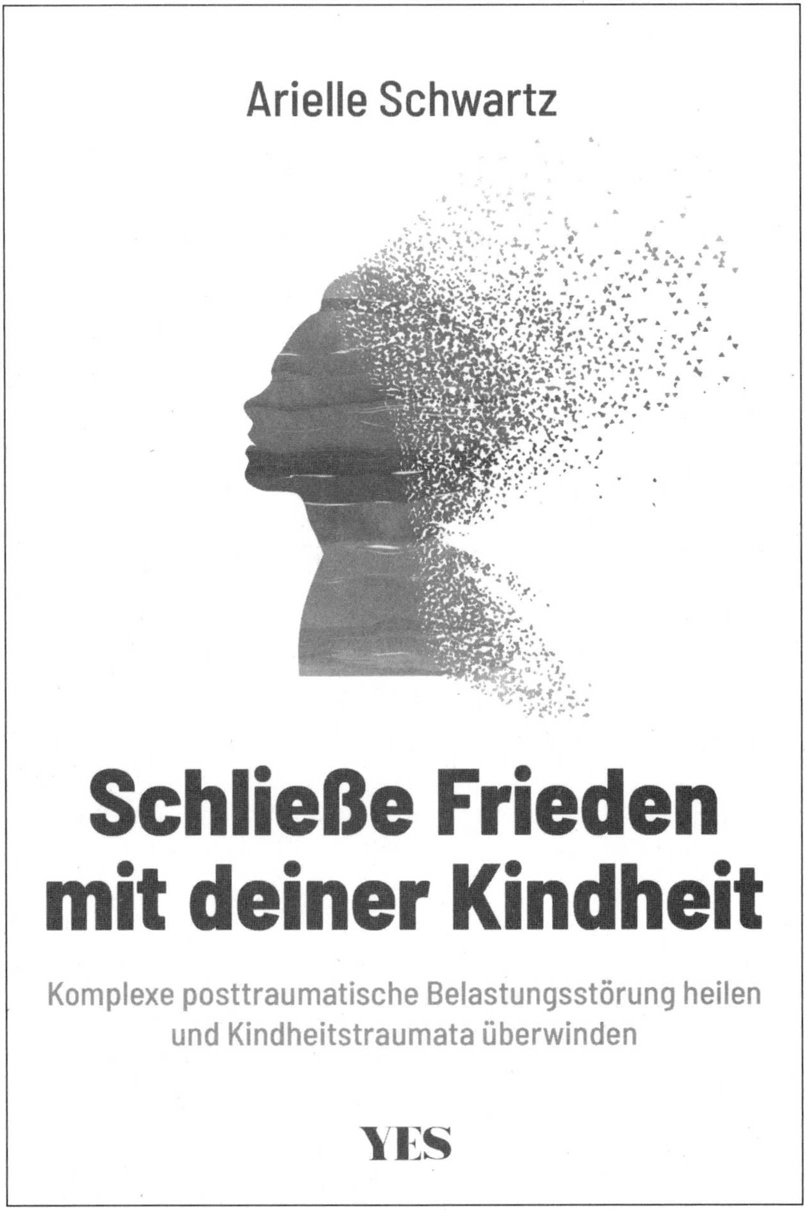

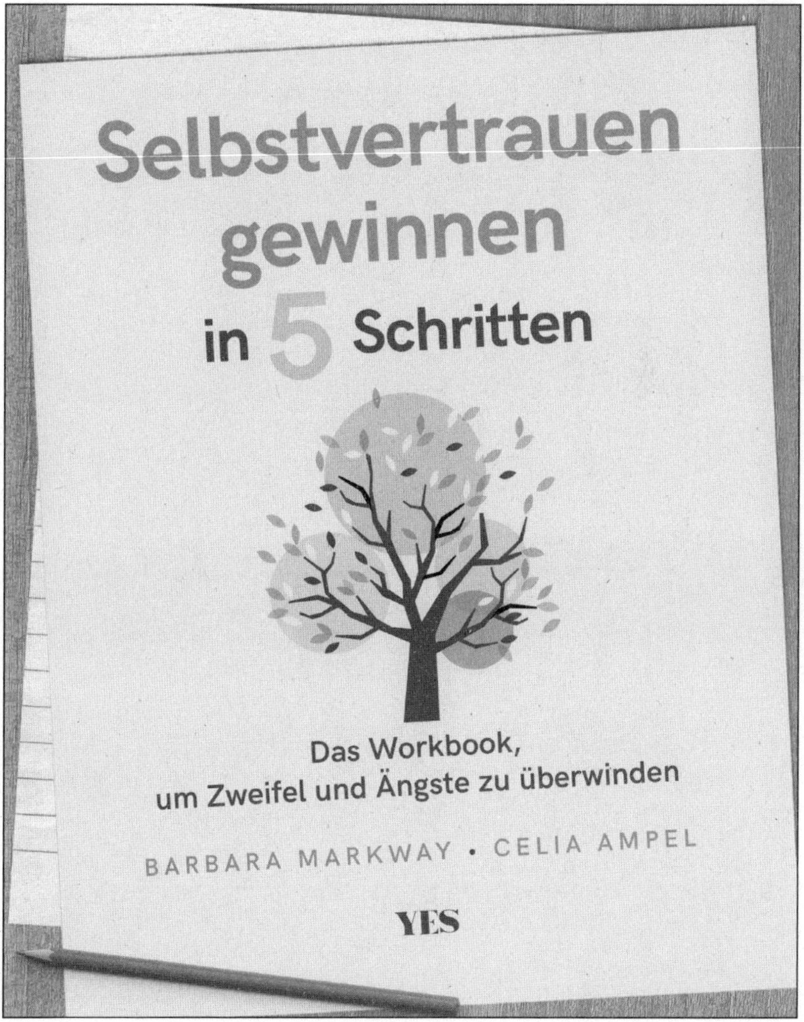
Selbstvertrauen gewinnen
in 5 Schritten
Das Workbook, um Zweifel und Ängste zu überwinden
BARBARA MARKWAY • CELIA AMPEL
YES

Linda Mitterweger

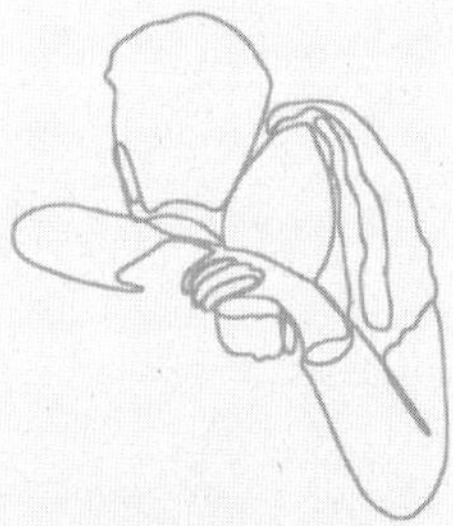

PAARTHERAPIE *für zu Hause*

Das Workbook, um Beziehungskonflikte zu lösen und wieder miteinander glücklich zu werden

YES